AF603510

BIBLIOTHÈQUE

DE LA SCIENCE PITTORESQUE

MA MAISON

HISTOIRE FAMILIÈRE DE MON CORPS

9

ABBEVILLE. — IMP. BRIEZ, C. PAILLART ET RETAUX.

MA MAISON

HISTOIRE FAMILIÈRE DE MON CORPS

IMITÉ DE L'ANGLAIS

PAR

WILLIAM HUGUES

—

OUVRAGE ILLUSTRÉ DE 48 GRAVURES

P. BRUNET, ÉDITEUR

PARIS
LIBRAIRIE D'ÉDUCATION
GÉRANT : AMABLE RIGAUD, ÉDITEUR
33, QUAI DES AUGUSTINS, 33

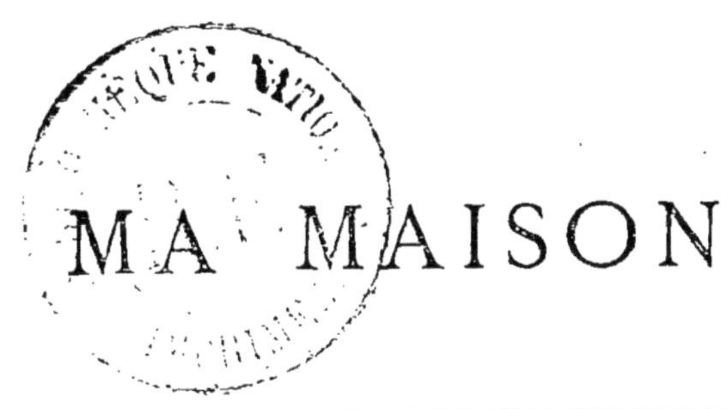

MA MAISON

CHAPITRE Ier

PRÉLIMINAIRES

La maison que j'habite est une construction fort étrange, on aurait même beaucoup de peine à trouver ici-bas une construction aussi curieuse. Certes, il en existe de plus vastes, de plus anciennes, de plus belles, de plus coûteuses ; il y en a qui renferment un plus grand nombre de salles et des meubles d'une élégance plus moderne ; mais, en dépit de ces restrictions, la prévoyance et l'habileté de celui qui l'a imaginée en font un des plus merveilleux édifices du monde. Vous ne sauriez l'examiner dans aucun de ses détails, sans être frappé de la sagesse qui a présidé à l'œuvre, sans que votre esprit ne s'élève en songeant à la bonté de l'architecte qui a pourvu à tout, qui a si admirablement adapté les moyens au but qu'il s'agissait d'atteindre.

J'ai dit que ma maison n'est pas le plus vaste bâtiment qui soit au monde; il s'en faut même de beaucoup. On voit partout des édifices, — châteaux et pa lais, églises et cathédrales, hôtels et usines, — qui sor mille fois, dix mille fois, cent mille fois plus grands. O peut même affirmer que dans aucun pays civilisé ou bar bare on ne rencontrera une demeure, depuis la hutte d sauvage jusqu'au palais du souverain, qui n'occupe plu d'espace que celle que je vais vous décrire. A vrai dire cette dernière n'a qu'une étendue fort limitée dans toute les directions : en effet, bien qu'elle ait deux étages surmontés d'une coupole ou d'un dôme, il est rare qu'elle atteigne une hauteur de plus de six pieds.

Ce n'est pas non plus un bâtiment d'une antiquité remarquable. Les pyramides d'Egypte, qui datent de trois mille ans, bravent encore les injures du temps et font honneur au talent architectural de ceux qui ont construit ces tombes gigantesques. Les monuments sépulcraux récemment découverts en Étrurie, les temples splendides et les autres édifices sacrés d'Athènes, les ruines colossales de Palenqué, de Luxor et de Carnac, les immenses caves d'Éléphanta, dont les sculptures ont coûté tant de travail, remontent à une époque très-reculée. Beaucoup d'églises et de palais, s'ils sont loin de pouvoir prétendre à l'antiquité des grandes constructions que je viens de citer, ont plusieurs siècles d'existence. Bien des ponts, bien des bâtiments que l'on est en train d'élever aujourd'hui, subsisteront pendant des centaines d'années ; mais l'édifice dont j'ai à vous entretenir ne dure jamais longtemps ; il reste rarement debout plus de trois quarts de siècle.

La maison que j'habite ne manque pas d'une certaine beauté ; mais sa beauté n'est pas de celle qui a valu une renommée si universelle au temple de Salomon, alors que ce monarque brillait dans toute sa gloire. Il y a des gens qui la déclarent beaucoup plus belle; mais le lecteur sera libre de se former une opinion sur ce point, lorsque je lui aurai fourni de plus amples détails.

Elle n'est pas la plus coûteuse, tant s'en faut. On se voit obligé de débourser des sommes considérables pour bâtir et meubler une cathédrale, un palais ou un simple hôtel bourgeois ; ma maison, au contraire, ne m'a pour ainsi dire rien coûté du tout. L'architecte me l'a livrée, telle quelle, sans me demander le moindre honoraire. Les dépenses qu'exige son entretien sont assez minimes, pour peu que l'on sache se contenter du strict nécessaire.

Bien que l'on n'ait pas le droit d'affirmer qu'elle contienne autant de chambres que les Tuileries, par exemple, il est certain qu'elle en contient un grand nombre, vu le peu d'espace qu'elle occupe. En cherchant bien, on en comptera quinze ou vingt. Nos édifices publics en renferment davantage, et beaucoup de demeures d'une dimension ordinaire l'emportent sur elle sous ce rapport.

Je suis obligé d'avouer que, quant au nombre des locataires, elle perd à être comparée au plus petit édifice. En effet, comme la hutte des tribus sauvages de la Nouvelle-Hollande, elle ne peut jamais servir d'asile qu'à un seul individu. Ces huttes informes possèdent même un avantage que n'a pas ma maison. Elles sont faites avec l'écorce d'un seul arbre ployé au milieu, et dont les deux extrémités reposent sur le sol : lorsqu'un indigène juge qu'il a vécu assez longtemps sous un abri de ce genre, il l'abandonne ; il cherche fortune ailleurs et se bâtit une nouvelle hutte, laissant l'ancienne au premier compatriote qui aura la fantaisie de s'y installer. Au lieu de suivre son exemple, je ne vais nulle part sans emporter ma maison avec mo dans tous les pays, sous tous les climats, en toute saiso elle se trouve disposée pour mon usage et dès que je quitte, elle tombe en ruines.

Le mobilier qu'elle renferme n'est pas à la derniè mode. Le lecteur se fera une idée de l'ancienneté d meubles quand il saura qu'ils n'ont varié, ni pour la form ni pour les matériaux, depuis que mon genre d'habitatio existe, c'est-à-dire depuis la création, et qu'ils ont tou jours été employés de la même façon. La mode, vous n l'ignorez pas, adore la variété ; elle se moquera cet hive de ce qu'elle admirait l'hiver passé. Mais comme les meubles qui garnissent ma maison ont tout d'abord été admirablement adaptés à mes besoins, il serait inutile d'y rien changer. Dans le royaume de Siam, les maisons son souvent construites sur des poteaux ou des piliers, parce que ce pays, enfoncé dans des vallées, reste sans cesse exposé à être envahi par des inondations et que l'on n'a pas découvert de meilleur moyen de se garantir contre la crue des eaux, que d'élever sa demeure à une certaine hauteur au-dessus du sol. A Venise et à Amsterdam, les habitants bâtissent aussi leurs demeures sur pilotis, afin de les protéger contre les empiétements de la mer. Ma maison à moi, comme vous le verrez bientôt, se dresse aussi sur des piliers; mais ces piliers sont destinés à en faciliter les mouvements et à me permettre de la transporter où bon me semble, tandis que personne ne songe à enlever une maison hollandaise ou vénitienne, pour la reposer ailleurs, et on aurait de la peine à appliquer le même procédé à une maison siamoise sans la détériorer.

En somme, ce qu'il y a de plus remarquable dans la

maison que j'habite, c'est la façon commode dont tout s'y trouve installé ; il serait impossible d'y arranger les choses de manière à me rendre la vie plus facile.

Je vous ai déjà dit que ma maison ne saurait servir à un autre qu'à moi. La vôtre, lecteur, est sans doute aussi étrange, aussi vaste, aussi commode que la mienne; mais elle ne me serait d'aucune utilité, lors même qu'il dépendrait de moi d'effectuer un échange avec vous.

Dans les chapitres suivants, je décrirai de mon mieux la charpente, l'extérieur, les chambres, les meubles de la maison que j'habite ; puis je vous dirai brièvement ce qui se passe dans les diverses parties de ma demeure.

En commençant, j'avais eu l'intention de rédiger un petit glossaire des mots difficiles qui se présenteront à nous ; mais je renonce à ce projet, parce que le sens de ces mots sera partout expliqué dans le texte. Je me borne à ajouter à la fin du volume une table qui indiquera la page où ils figurent pour la première fois.

Figure I.

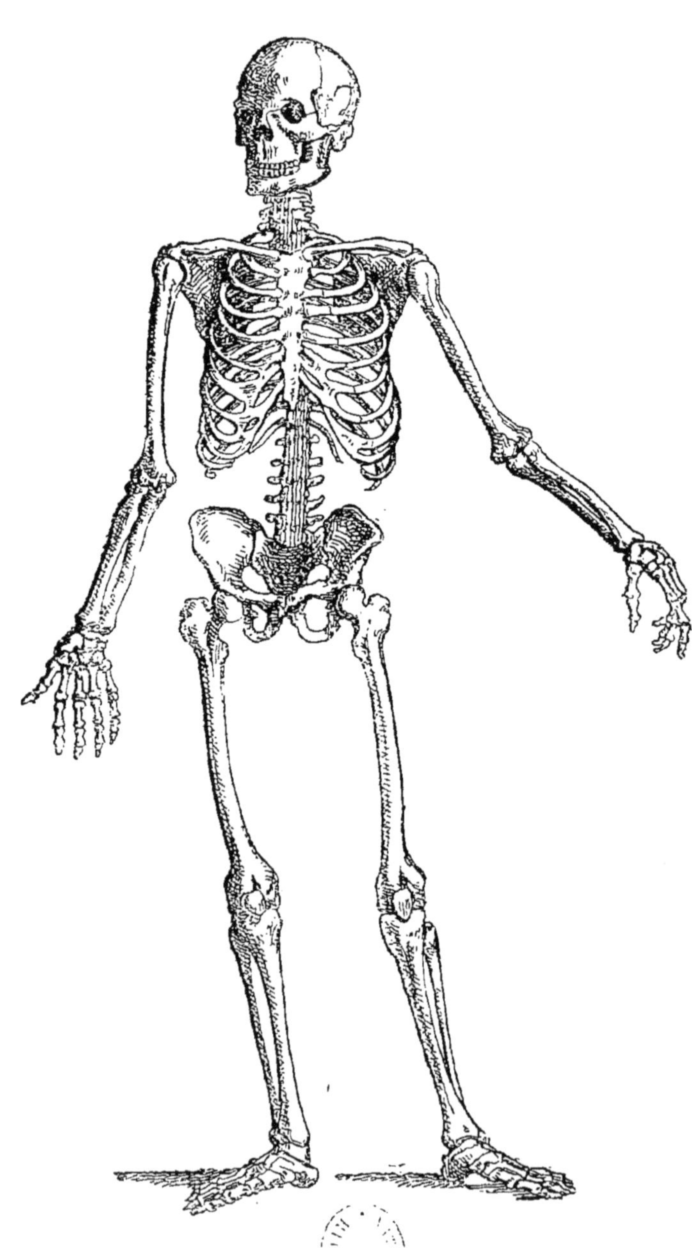

La charpente de ma maison.

CHAPITRE II

LA CHARPENTE DE MA MAISON

Un coup d'œil jeté sur le dessin qui précède vous donnera immédiatement l'explication de tous les mystères contenus dans le chapitre précédent. La maison que j'habite, c'est mon corps, c'est la demeure périssable de mon âme immortelle. Je commencerai par attirer votre attention sur la charpente de ma maison, charpente qui est représentée par les os.

Les Piliers.

Les piliers sont les os de l'extrémité inférieure. Si on vous les montre tels que vous les voyez dans le second dessin, détachés du reste de la construction, vous serez sans doute tentés de croire que la proportion n'a pas été gardée ; mais examinez-les dans la figure qui donne l'ensemble de la charpente, et vous reconnaîtrez votre erreur.

J'ai parlé des extrémités inférieures de la charpente humaine. On les divise ordinairement en trois parties : — l *fémur* (*a*), le *tibia* (*b*) et le *pied* (*fig.* 2).

Chaque *fémur* se compose d'un os ; chaque *tibia* en a deux, et chaque *pied* vingt-six. Dans cette énumération ne figure pas la *rotule* (*d*), appuyée contre le fémur et le tibia.

Outre ces os, — il y en a cinquante-huit, vous le voyez, dans vos deux jambes, sans compter les rotules, — quelques personnes ont à la plus grande articulation de l'orteil, un ou deux petits os qui ont une certaine analogie avec

la rotule et que l'on a nommés os *sésamoïdes*, parce q
l'on a trouvé qu'ils ressemblaient aux semences du sésan
plante qui croît aux Indes.

Figure 2.

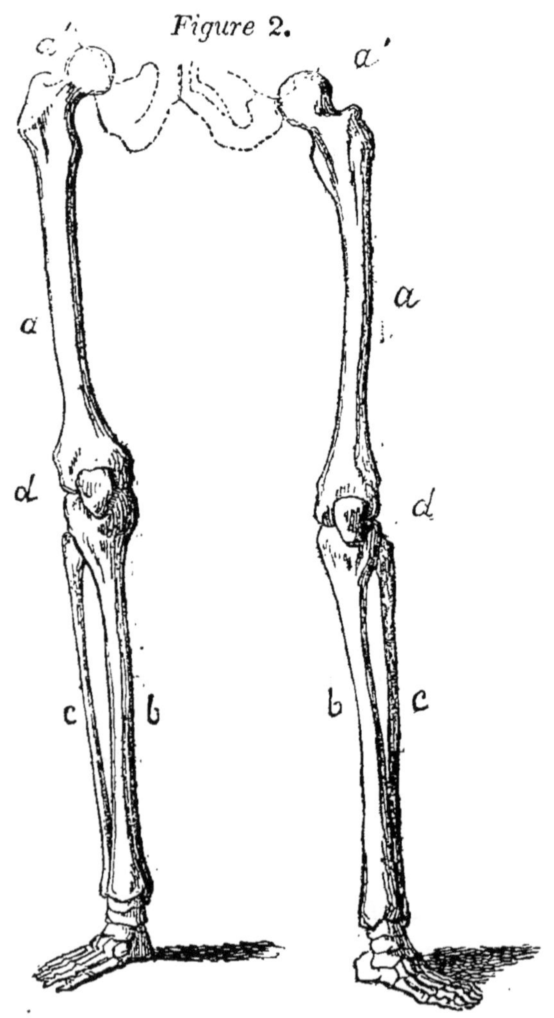

a, *a*, fémur; *bb*, tibia; *c c* péroné.
a' a' tête du fémur; *d*. *d*. rotule.

Le Fémur.

L'os de la cuisse (*fig* 2, *a*) se nomme le *fémur*. C'est le plus long des os de la charpente humaine. A son extrémité supérieure, à l'endroit où il se rattache à la hanche, se trouve une sorte de boule que l'on appelle *tête du fémur* (*a'*). Cette tête pénètre dans une cavité correspondante de l'os de la hanche et s'y fixe d'une façon que je décrirai ailleurs.

Le dessin ci-joint offre une image très-exacte de cette partie importante de la charpente humaine.

La Jambe.

L'extrémité inférieure du fémur s'appuie sur l'os le plus fort de la jambe, représentée par la partie qui s'étend du genou au pied. La jambe se compose de deux os : du *tibia* (*b*), que l'on a baptisé ainsi, parce qu'il ressemble à l'espèce de flûte que les anciens Romains appelaient tibia, et du *péroné* (*c*) qui emprunte son nom à un mot grec qui signifie *agrafe*. Ce dernier, vous le voyez, est beaucoup plus grêle que son voisin, et il existe un intervalle entre les deux os. Au point où le fémur et le tibia se réunissent ils forment ce que l'on appelle une articulation à charnière, c'est-à-dire une articulation qui ne permet qu'un seul mouvement, soit d'avant en arrière, ou d'arrière en avant, dans la même direction, comme celui d'une fenêtre qui ne s'ouvre qu'en dedans. Mais c'est là un point sur lequel nous reviendrons.

La Rotule.

Sur la partie antérieure de la jambe, à l'endroit où fémur s'unit au tibia et au péroné afin de former l'artic lation du genou, se trouve la rotule ou *patella*. La rotu est un petit os plat, court, épais, formant un triangle angles arrondis ; elle ne s'emboîte pas dans les autres o mais y adhère d'assez près, étant maintenue en place p des cordons fibreux que l'on nomme *tendons*. La figu précédente vous montre cet os dans la position qu'il o cupe (*d*), et voici deux dessins où il se trouve reprodu sur une plus grande échelle, de face et de profil.

Fig. 3. *Fig.* 4.

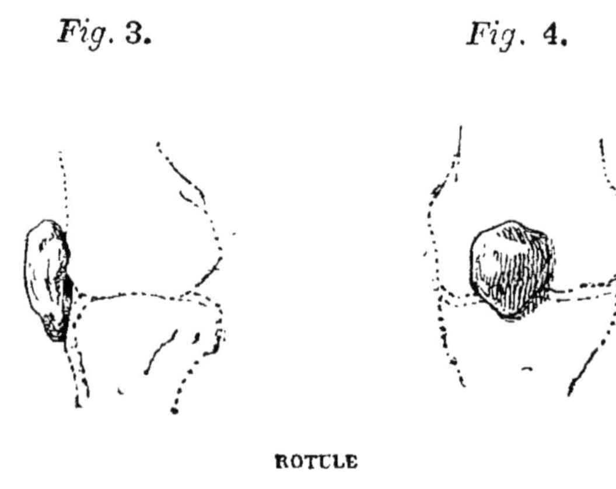

ROTULE

Profil. Face.

Bien qu'à première vue, la rotule puisse vous paraître à peu près inutile, elle sert à plusieurs usages importants, et le corps humain ne renferme pas un os plus indispensable.

Le Pied.

Le pied se compose de 26 petits os fortement reliés les uns aux autres par un grand nombre de ligaments et recouverts de vingt muscles. Lorsque nous posons le pied sur le sol, ces ligaments cèdent juste assez pour permettre au pied de se conformer aux surfaces que nous foulons. Si le pied ne se composait que d'un seul os solide, il ne céderait pas d'une ligne et n'aurait pas la moindre élasticité ; alors, au lieu de pouvoir imiter les chats qui retombent presque toujours sur leurs pattes sans se blesser, nous serions exposés à nous briser un membre chaque fois que nous sautons. Vous seriez fort embarrassés s'il vous fallait marcher avec des pieds en bois, or des pieds composés d'un seul os ne seraient pas moins incommodes.

Les os du pied ont assez d'analogie avec ceux de la main, dont il sera bientôt question ; mais on verra qu'ils en diffèrent sous plus d'un rapport essentiel.

L'Arc du Pied.

L'arc ou la voûte osseuse formée sous la plante du pied est une combinaison singulièrement ingénieuse. Il ressemble beaucoup à la voûte d'un pont.

Dans le dessin qui suit, le pied n'est point posé à plat sur le sol ; il occupe la position qu'il prend lorsque nous marchons, et que nous allons le poser par terre.

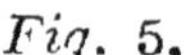

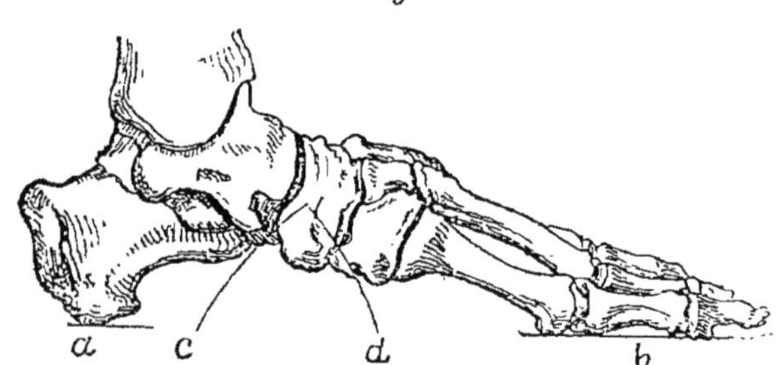

Alors, ainsi que l'indiquent les lettres *a*, *b*, il décrit un demi-cercle qui commence à la pointe du talon. Les extrémités inférieures du talon et du gros orteil forment, pour ainsi dire, les piles de la voûte, représentée elle-même par les os du cou-de-pied ou du *tarse* (*c*, *d*.)

Vous reconnaîtriez sans peine, en vous attachant sous la plante des pieds une feuille de carton assez épaisse, combien une simple promenade deviendrait fatigante, si vous étiez obligé de poser ce membre à plat. Le pied, ayant perdu toute son élasticité, il est clair que nous aurions de la peine, non-seulement à courir, à sauter, à nager, mais à marcher.

Le talon (*c*) ne se trouve point placé exactement sous le tibia, mais rejeté en arrière à la façon d'un éperon ; il est fixé au corps du pied à l'aide d'une articulation fort solide, bien que très-élastique. Aussi, grâce à la proéminence et au ressort du talon, lorsque nous mettons le pied à terre, le poids du corps porte sur cette partie et retombe sans la secousse qu'une autre disposition rendrait inévitable.

Considéré dans son ensemble, le mécanisme du pied est une œuvre admirable. Il offre même une double voûte, la première allant des doigts au talon, et la seconde d'un côté à l'autre. C'est à peine si une portion du milieu de la plante touche le sol. Il existe cependant de légères différences de conformation ; quelques personnes ont le pied plus plat que d'autres. L'arc d'ailleurs est toujours moins marqué que dans le dessin qui précède, à cause des muscles, des tendons, des veines, etc., dont la présence comble jusqu'à un certain point la cavité.

J'ai dit que le mécanisme du pied humain est le résultat d'une combinaison admirable, et on ne saurait le nier. Chez les autres animaux, si merveilleusement construits qu'ils soient, on ne rencontre rien qu'on puisse comparer à cette partie de notre individu. Quand on examine le pied du chameau, de l'éléphant, du cheval, du chien, du chat ou de l'oiseau, on est frappé de la sagesse infinie avec laquelle le Créateur adapte leurs organes au genre de vie qu'ils doivent mener. Les pieds du chameau, par exemple, sont formés de manière à ne pouvoir s'enfoncer profondément dans le sable qu'ils foulent. Le cheval, qui n'est pas destiné à entreprendre de longs voyages à travers les solitudes sablonneuses de l'Arabie, a un pied qui convient à un sol plus ferme ; son pied possède même une telle élasticité, que les maréchaux ferrants sont obligés de fabriquer des fers très-étroits, afin que le métal ne presse pas sur la partie molle, à l'intérieur du sabot.

Le Tarse ou Cou-de-Pied et le Métatarse.

Fixés à l'extrémité inférieure du tibia et du péroné, on compte sept petits os enclavés les uns dans les autres : le *calcaneum* ou talon, l'*astragale*, le *scaphoïde*, le *cuboïde* (en forme de cube) et les trois *cunéiformes* (en forme de coin). Ces os ont beaucoup d'analogie avec ceux du poignet, bien qu'ils soient moins grands, ainsi que nous le verrons en examinant le haut de la charpente.

Fig. 6.

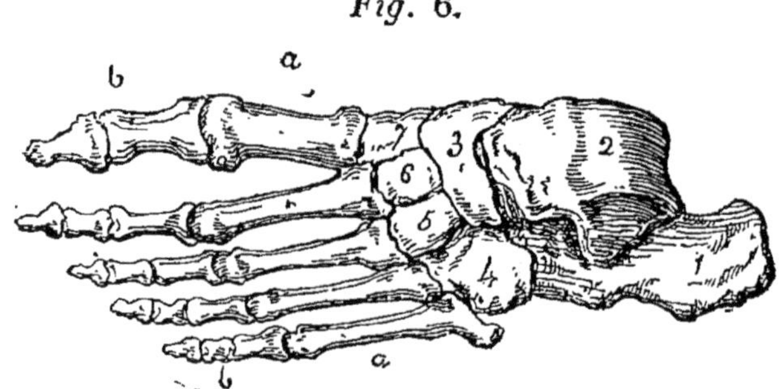

1. Calcaneum ; 2. Astragale ; 3. Scaphoïde ; 4. Cuboïde ; 5. 6. 7. Cunéiformes
a. a. Les cinq os métatarsiens. — *b. b.* Les orteils.

La partie moyenne du pied, entre le *tarse* et les *orteils*, se nomme le *métatarse* et se compose de cinq os cylindriques.

CHAPITRE III

MATÉRIAUX DONT SE COMPOSE LA CHARPENTE

Vous avez déjà vu que les os représentent la principale partie de la charpente de ma maison. Je crois donc qu'il serait à propos, avant d'aller plus loin, de vous parler de la structure des os et des substances dont ils se composent.

Les Os.

Le bois, quoi qu'en disent les apparences, est une substance percée d'une multitude de petits trous. Il existe plusieurs espèces de bois — le jonc par exemple — à travers lesquelles vous pourrez aspirez l'air, pourvu que le fragment dont vous introduisez l'extrémité dans votre bouche ne soit pas trop long. Cette expérience démontre qu'il y a dans le jonc une quantité de petits trous ou de petits tubes. Si vous étiez doué d'une vigueur de poumons suffisante, vous parviendriez à souffler à travers le bois le plus dur. Dans les laboratoires de nos chimistes on trouve des appareils à l'aide desquels on fait passer de l'eau ou du mercure à travers une planche.

Mais il vous serait impossible de souffler à travers aucune partie de la charpente de la maison que j'habite. Cela prouve que la composition interne de l'os, bien que semblable en apparence, diffère beaucoup de celle du bois. Je tâcherai de vous expliquer en quoi les deux substances diffèrent.

Forme des Os.

On distingue trois sortes d'os : les os longs, les os plats et les os courts. Les premiers sont traversés dans presque toute leur longueur par une cavité cylindrique qui renferme la moelle ; les autres n'ont aucune cavité de ce genre; mais on voit à l'intérieur beaucoup de petits trous ou de cellules. Quelques uns, lorsqu'on les brise, ont presque l'air d'une éponge ou d'un rayon de miel. Un certain nombre des os longs sont non seulement creux, mais spongieux. En général ils sont beaucoup plus gros aux extrémités, où la présence des cellules devient plus évidente ; vers le milieu, ils sont plus minces, plus fermes et contiennent moins de ces petites cellules.

Tous les os du corps humain sont très-durs extérieurement. Peut-être n'en est-il pas qui offrent plus de consistance que les dents, dont l'intérieur ne semble guère mieux trempé que les autres os, mais dont la surface est revêtue d'une couche d'émail d'une dureté extrême.

Description des Os.

Vous savez maintenant que les os les plus longs, tels que le fémur par exemple, sont creux et contiennent dans leurs cavités de la moelle qui suffit presque pour remplir le vide (1). Ces cavités sont doublées d'une membrane excessivement mince et délicate qui pénètre aussi dans la moelle. La même doublure garnit aussi les cellules des os spongieux. Ces cellules contiennent en outre une légère quantité de liquide.

Figure 7.
Coupe d'un os long.

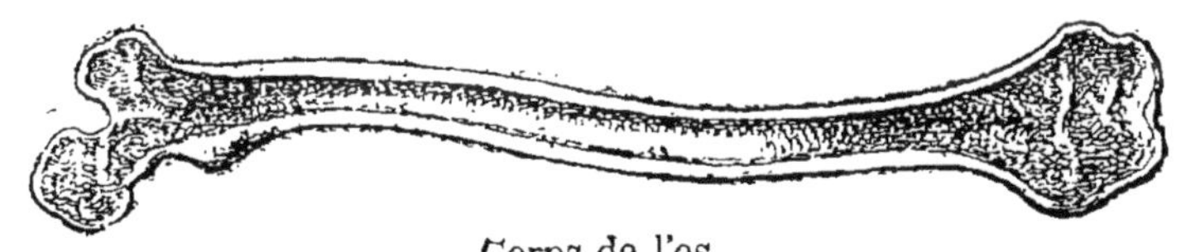

Corps de l'os.

Tête remplie de tissu spongieux.

Tête garnie du tissu spongieux.

La plupart des os sont percés extérieurement d'un ou de plusieurs trous d'un diamètre considérable qui livre passage aux artères qui doivent nourrir les os, et aux veines qui ramènent le sang lorsqu'il a accompli sa mission.

Vous vous étonnerez sans doute de m'entendre parler de sang à propos des os ; mais ils en contiennent une petite quantité qui, avec les vaisseaux sanguins, les nerfs, les doublures membraneuses et la moelle, représente un poids de plusieurs livres. En effet, dès que les os d'un animal quelconque ont été desséchés, ils perdent la moitié de leur poids. La totalité des os du corps humain, dépouillés de toute humidité, pèse de 8 à 12 livres.

(1) Il en est de même des os de la plupart des animaux ; cependant les os des oiseaux, minces et légers, sont creusés à l'intérieur de cellules qui contiennent non de la moëlle, mais de l'air atmosphérique ; on comprend que cette disposition contribue à rendre le vol plus facile.

Alors même qu'ils paraissent tout-à-fait secs, vous diminuerez de beaucoup leur pesanteur (de moitié, si je ne me trompe) en les exposant pendant longtemps à un feu très-vif. Ce que la flamme consume est la substance animale, composée en grande partie de gélatine, matière assez semblable à la colle forte. La moitié qui reste après la combustion donne principalement du phosphate de chaux et de la craie ou carbonate de chaux. Je remarquerai en passant que l'on découvre aussi de la chaux dans les dents, les ongles, les cheveux et dans le sang.

Le but que s'est proposé le Créateur en nous douant d'une charpente capable de résister à bien des chocs, a sans doute été de soutenir et de consolider les parties les moins vigoureuses de notre maison. Imaginez-vous un corps sans os et qui ne se composerait que d'une masse de chair, les jambes ne céderaient-elles pas, écrasées sous le poids du torse ? Les bras ne seraient-ils pas trop faibles pour nous rendre les services que nous en attendons ?

Mais les os ne servent pas seulement à raffermir le corps ; ils ont plusieurs autres emplois importants que je passe sous silence pour le moment. Vous comprendrez mieux ce que j'ai à en dire, quand je vous aurai fourni quelques détails sur les muscles et les tendons qui sont les puissances motrices du corps humain.

La croissance des Os.

A notre naissance, nos os ne sont pas aussi durs qu'ils le deviennent lorsque nous commençons à marcher et à courir. Beaucoup d'entre eux sont d'abord fort mous ; d'autres, divisés en plusieurs morceaux reliés par des cartilages, ne se réunissent solidement qu'au bout de quelques années. Les os du crâne, surtout, sont divisés quand nous venons au monde ; la substance molle et délicate du cerveau qu'ils recouvrent n'est pas encore suffisamment abritée par le casque qui doit la protéger plus tard. Mais à mesure que nous grandissons, le crâne acquiert de la fermeté ; les os se soudent pour ainsi dire, il faut alors une force considérable pour les séparer les uns des autres.

On peut affirmer que les os *vivent*, bien que nous ne sachions guère ce que c'est que la vie, tant que nous jouissons d'une bonne santé, tant que le corps remplit toutes ses fonctions ; rien ne nous avertit de la présence des os, qui dans certaines maladies sont pourtant doués d'une sensibilité exquise. Quand un chirurgien se voit obligé d'amputer un membre, la partie de l'opération qui consiste à scier l'os, est la moins douloureuse, quoique beaucoup de personnes soient convaincues du contraire.

Vaisseaux veineux des Os.

Un grand nombre de veines et de nerfs courent dans toutes les directions à travers de très-petits canaux dans la substance osseuse. Il est facile de prouver que le sang peut pénétrer dans les os en les injectant, à l'aide d'un appareil convenable, de matières colorées en rouge.

On a découvert un procédé plus ingénieux encore pour démontrer que le sang circule dans les os. Si l'on nourrit un lapin ou tout autre animal de racines de garance, ses os seront imprégnés au bout de fort peu de temps de la matière colorante de cette plante.

Nous voilà maintenant assez avancés, je l'espère, pour continuer nos études sur la charpente de ma maison.

CHAPITRE IV

LES ALLÉGES DE MA MAISON

Mes lecteurs savent, je le présume, que lorsque l'on bâtit une maison, on place sur les murs, aux endroits où doivent se trouver les ouvertures, de fortes poutres destinées à supporter le poids de la partie située au-dessus de ces ouvertures. Les traverses en question se nomment alléges; elles forment non-seulement une base qui sert de point d'appui aux montants, mais aident en outre à maintenir dans la position convenable les diverses parties de l'édifice.

Position des os de la hanche.

Les alléges de ma maison sont représentés par deux grands os irréguliers, placés au-dessus de ce que j'ai appelé les piliers. Ces deux os sont très-solides. Comme vous auriez beaucoup de peine à comprendre les explications que je pourrais vous donner sur leur forme, à moins d'avoir un dessin sous les yeux, je vous engage d'abord à examiner la figure suivante.

Ces os, dans les livres d'anatomie, se nomment *ossa innominata*. *Os innominatum* (au pluriel *ossa innominata*) sont deux mots latins qui signifient « os sans nom. » C'est là une désignation qui en vaut une autre, bien qu'elle ait le

Fig. 8.

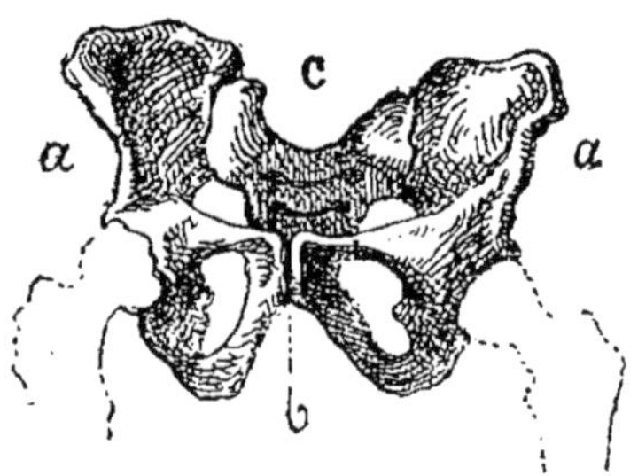

tort d'être un peu longue. De même, des habitants de New-York ayant trouvé un jour dans la rue un nouveau-né que l'on avait abandonné, baptisèrent l'enfant Pierre « sans nom, » et ce surnom négatif a servi tout aussi bien qu'un autre à désigner un homme.

Forme des os de la hanche.

J'ai dit que les *ossa innominata* (*a. a. fig.* 8) sont d'une solidité peu commune. En effet, chez les grandes personnes, ils possèdent cette qualité ; mais chez les enfants ils sont loin d'être aussi forts et se divisent en trois morceaux dont chacun porte un nom différent. Ils sont reliés sur le devant par un cartilage très-ferme (*b*) et par derrière au moyen d'un os en forme de coin (*c*). Entre ce dernier os, nommé *sacrum*, et les deux *ossa innominata*, il existe aussi un cartilage, moins épais et moins fort que celui qui se trouve sur le devant. L'ensemble des *ossa innominata* et du *sacrum* forme une sorte de coupe profonde ou de bassin assez profond ;

il est vrai que ce bassin n'a pas de fond, mais il n'en a pas moins la forme. Les savants désignent cet ensemble sous le nom de *pelvis*.

Articulation de la hanche.

La façon dont l'os de la cuisse ou le fémur se rattache à l'os de la hanche ou *os innominatum* est très-remarquable ; je la décrirai plus loin en vous présentant une autre gravure, pour le moment nous nous contenterons de quelques mots d'explication.

La cavité où s'emboîte la tête du fémur a la forme de l'intérieur d'une coquille d'œuf dont on aurait brisé le petit bout. On l'a nommée *acetabulum*, à cause de sa ressemblance supposée au vase dans lequel les anciens mesuraient le vinaigre (*acetum*). L'extrémité arrondie ou la tête du fémur est fixée dans cette cavité profonde à l'aide d'une grosse et forte corde. Il arrive souvent qu'un accident cause une dislocation de l'épaule — c'est-à-dire que la position du bras se trouve souvent dérangée, — mais ici la cavité a une profondeur telle et la corde est si solide qu'il faut une violence excessive pour rompre l'attache ou pour tirer le fémur hors de sa place.

Hygiène.

J'ai dit que ces deux grands os (fig. 8 *a a*) sont réunis par un cartilage très-solide. Cela est vrai, mais il est également vrai que, durant notre enfance et même durant une partie de notre jeunesse, si nous ne commettons pas d'excès, ce cartilage, en dépit de son épaisseur, cédera beaucoup plus que vous ne seriez disposés à le croire. Il nous importe de conserver aussi longtemps que possible l'élasticité de ces cartilages. Pour cela, il faut, pendant que vous êtes jeune, courir et jouer, déployer l'activité qui convient à votre âge, sans toutefois vous livrer à des exercices trop violents. Il faudra donner quelques heures au travail à mesure que vous grandirez. Il faudra vous lever avec l'alouette et vous coucher presque en même temps que les poules. Il faudra respirer autant que possible un air pur, ne boire que de l'eau et ne pas avaler, sans les mâcher, vos aliments, qui devront être simples et pris en quantités modérées. Si vous observez ces préceptes, vous pouvez espérer garder vos cartilages et vos os en bon état pendant un grand nombre d'années.

CHAPITRE V

LE CORPS DU LOGIS

Hauteur de ma Maison.

Une maison se compose d'un ou de plusieurs étages selon le goût de l'architecte ou les besoins du propriétaire Chaque étage, vous le savez, offre une rangée de salles de dimensions différentes. La plupart des maisons ont au moins deux étages et beaucoup en ont trois. Dans les cités populeuses, où le terrain coûte très-cher, on entasse les appartements à une hauteur considérable, et les maisons de quatre ou cinq étages y sont fort communes. C'est un curieux spectacle qu'un hôtel de dix étages où autant de familles logent pour ainsi dire, sur le même espace, perchées les unes sur les autres. On voit des maisons de cette taille à Paris, à Edimbourg et dans quelques autres capitales du continent. Quant à ma maison, elle n'a que deux étages, surmontés d'une coupole.

L'Épine dorsale.

La poutre principale de ma maison, celle qui soutient tout l'édifice, traverse les deux étages. On la nomme *épine dorsale* ou *colonne vertébrale*. Sa conformation lui donne un aspect très-bizarre, ainsi que les dessins suivants vous le démontrent.

Fig. 9. Fig. 10.

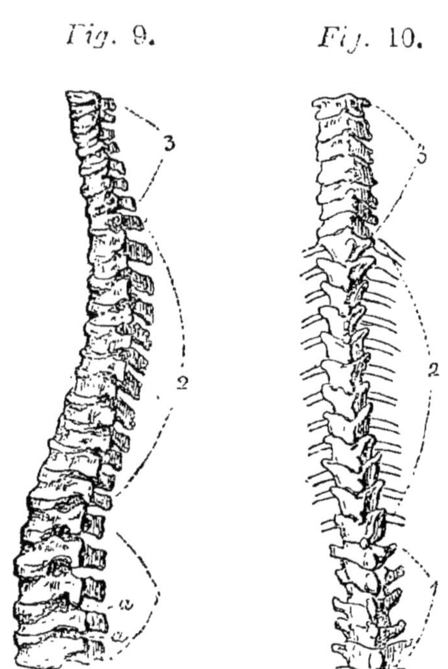

1. Vertèbres lombaires. — 2. Vertèbres dorsales. — 3. Vertèbres cervicales.

L'épine dorsale ne se compose pas de moins de vingt-quatre de ces petits os que l'on nomme vertèbres (1). Vous voyez que ces os courts, légers, épais, celluleux, ont une forme très-irrégulière. Les cinq vertèbres inférieures (figures 9 et 10, n° 1) plus grandes et plus fortes que les autres, sont les principaux soutiens du premier étage. Les douze suivantes (figures 9 et 10, n° 2) ont une dimension

(1) Le mot vertèbre vient du mot latin *vertebra*, dérivé du verbe *vertere*, tourner.

un peu moindre, et les sept dernières (figures 9 et 10, n° 3) qui servent à rattacher le second étage à la coupole, sont plus petites encore. En un mot, leur dimension diminue graduellement depuis la dernière jusqu'à la première.

La colonne n'est pas seulement remarquable à cause de sa forme, elle remplit dans le corps humain des fonctions de la plus haute importance. Nos membres, tout admirablement adaptés qu'ils sont à leurs divers emplois, ne pourraient agir si l'épine dorsale ne nous prêtait pas son appui ; ils retomberaient inertes à chaque effort que nous tenterions pour les mouvoir. On a dit que lorsqu'une partie du corps vient à souffrir, les autres parties se ressentent de ce malaise ; cela est surtout vrai par rapport à la colonne vertébrale.

Les Vertèbres.

Fig. 11.

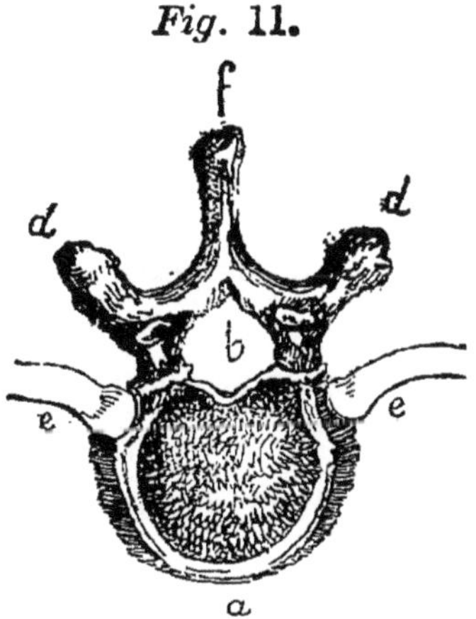

Ce dessin représente la surface supérieure d'une vertèbre que je détache de ses voisines et que j'isole ainsi afin de rendre mes explications plus claires.

Vous voyez que chaque vertèbre est percée vers le milieu

d'un trou (*b*) d'un diamètre considérable. Placées les un au-dessus des autres, dans la position qu'elles occupe dans le corps humain, elles forment une sorte de cana Ce canal contient une substance molle qui ressemble bea coup à la moelle que renferment les os ordinaires, mais q est d'une utilité bien plus essentielle. On pourrait la pre dre pour un embranchement du cerveau ; car il existe u communication entre le bas du crâne et le canal de l'épi dorsale.

Une curieuse combinaison mécanique permet à la tê de tourner à droite ou à gauche sans presser sur la moel épinière et par conséquent sans la rendre moins capable d remplir ses fonctions. Voici comment le divin Architect a résolu ce problème difficile. La vertèbre d'en haut (qu l'on a nommée *atlas*, parce qu'elle paraît soutenir le crân comme l'Atlas de la fable soutenait le monde) se meut e tourne sur une saillie assez semblable à une grosse dent qui fait saillie sur le devant de l'os inférieur et se trouv maintenue dans sa position par un ligament ou tissu fi breux. Grâce à ce mécanisme, nous pouvons imprimer u mouvement latéral à nos têtes, simplement à l'aide de l'articulation formée par la première et la seconde vertèbr sans qu'il soit nécessaire de mouvoir l'épine dorsale.

Description générale.

Lorsque les vertèbres se trouvent à la place qui leur est assignée, on voit entre chaque paire d'os, des ouvertures (figure 6, *a a*) qui correspondent exactement entre elles. Il y a donc de chaque côté de l'épine dorsale autant de trous que de vertèbres. La moelle épinière passe par ces trous, comme les ramifications d'un arbre, pour se répandre dans toutes les parties du corps. Ces ramifications de la moelle ne sont autre chose que les *nerfs*. A leur point de départ, elles ont un certain volume; mais elles se divisent et se subdivisent, à mesure qu'elles gagnent les extrémités de la charpente et finissent par ressembler à un fil. Dans les parties molles du corps et surtout dans la peau on en trouve un très-grand nombre.

Les deux saillies (*d d*) représentées dans la figure 11 et qui ont l'air de bras, en s'emboîtant dans les os placés au-dessus et au-dessous servent a consolider la colonne vertébrale. De chaque côté de ce dessin, on a tracé l'extrémité des côtes (*e e*), afin d'indiquer l'endroit où l'épine dorsale et les côtes se rejoignent. La saillie perpendiculaire (*f*) se nomme le *système nerveux* des vertèbres ; elle ne fait point partie de l'articulation, mais sert à rattacher les grands muscles qui facilitent les mouvements du dos et de la tête.

Entre ces os, c'est-à-dire à l'endroit (*a*) où les vertèbres reposent les unes sur les autres, il existe un cartilage très-solide et presque aussi élastique que la gomme avec la quelle on fabrique les balles que vous aimez à voir rebon dir. Sans la présence de ce cartilage, nos mouvements con tinuels risqueraient d'user les vertèbres qui conservent néanmoins une assez grande liberté d'action.

La colonne vertébrale est vraiment une des choses les plus merveilleuses que nous offre le règne animal. Les danseurs de cordes et les clowns de nos cirques peuvent ramener leur tête en arrière de façon à ce qu'elle touche presque leurs talons ; — ils donnent la torme d'un demi-cercle à cet empilage d'os disposés en ligne droite !

Le cartilage qui sépare les vertèbres est très-epais et

très-solide, mais il est en même temps fort élastique ; sa nature et la manière dont il se trouve disposé laissent la colonne vertébrale libre de se plier aux fantaisies les plus bizarres des acrobates.

Il possède à un tel point les qualités d'un ressort, que les gens qui se tiennent debout une partie de la journée ou qui marchent beaucoup sont moins grands le soir qu'ils ne l'étaient le matin en se levant. Le repos donne à ces cartilages élastiques le temps et l'occasion de reprendre leur position tandis que nous dormons, si bien que nous nous réveillons sans avoir perdu un pouce de notre taille.

Je dois cependant ajouter — car c'est là un fait positif — que les vieillards *se tassent* un peu, pour employer le langage des architectes, et ne sont pas aussi grands qu'ils se vantaient de l'être dans la force de l'âge. Cela tient en partie à ce que les cartilages, à force de céder, finissent par devenir un peu moins épais.

Si la moelle épinière, cette substance molle qui s'étend depuis le cerveau, arrivait à être broyée ou entamée, nous ne pourrions nous mouvoir, ou du moins nos membres inférieurs seraient condamnés à l'immobilité. Lorsqu'un accident brise la colonne vertébrale, il n'y a pas de remède — le malade ne recouvrera jamais la santé. Nous devons donc nous féliciter de la voir si admirablement et si solidement construite qu'il est rare qu'elle se casse ou se disloque.

Ma maison est soutenue par d'autres poutres plus courtes que la colonne vertébrale ; je ne tarderai pas à en parler.

Nous sommes maintenant en état d'étudier la charpente de l'étage supérieur de l'édifice que j'ai entrepris de vous décrire. Elle se compose de pièces aussi nombreuses que variées.

Les Côtes.

On peut comparer les côtes aux traverses d'un bâtiment, bien qu'elles ressemblent davantage aux cerceaux qui entourent une barrique. Il y en a douze de chaque côté. Les intervalles qui les séparent se nomment *espaces intercostaux*. Les sept côtes supérieures ont l'une de leurs extrémités emboîtée dans l'épine dorsale, (*figure* 13) tandis que l'autre extrémité se rattache à l'os de la poitrine ou sternum (*figure* 12, S) à l'aide d'un cartilage qui permet

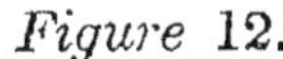

Figure 12.

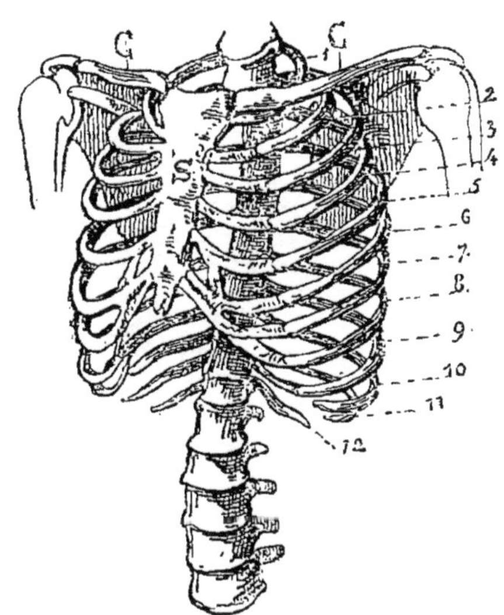

1 à 12, côtes. — C C, clavicule. — S, sternum.

d'exécuter en toute liberté les mouvements essentiels à la respiration et à la circulation du sang. Les cinq dernières se relient de la même façon à l'épine dorsale sans rejoindre le *sternum*; trois d'entre elles s'unissent à l'aide de leur cartilage au cartilage précédent ; mais les deux autres (*figure* 11, *n*os 12 *et* 13) n'aboutissent pas au sternum, et cette liberté comparative leur a valu le nom de *côtes flottantes*. On appelle *vraies côtes* les sept premières, et *fausses côtes*, les trois suivantes. Voici d'après les figures 12 et 13 l'aspect qu'offre cette partie de notre charpente.

Figure 13.

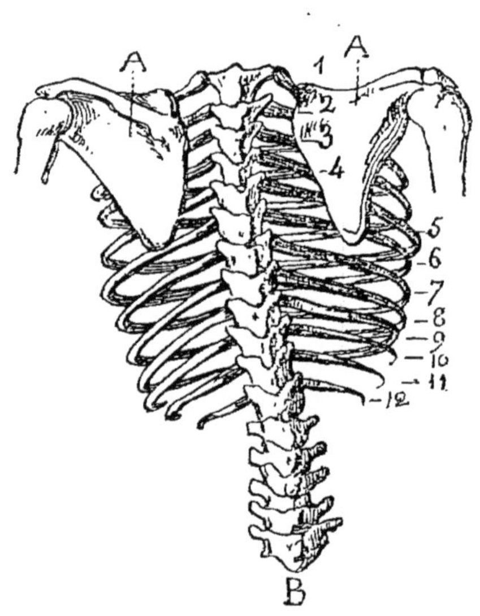

1 à 12, côtes. — A A, omoplate. — B, épine dorsale.

La longueur des côtes va augmentant depuis la première jusqu'à la septième, qui est la plus longue de toutes. A partir de la septième jusqu'à la dernière, elles décroissent, et le cartilage, par conséquent, devient plus long. La douzième, vous le voyez, est très-courte.

Le corps humain contient presque toujours douze côtes; parfois cependant on n'en compte pas plus de onze, et certaines personnes en ont treize. Cette différence en plus ou en moins est une exception qui ne se rencontre guère que chez un individu sur mille.

A une époque où le monde était plus ignorant et plus superstitieux que de nos jours, on s'imaginait que l'homme n'avait pas le même nombre de côtes de chaque côté. « Puisque notre mère Eve, disait-on, a été créée avec une côte enlevée à son compagnon, il s'ensuit qu'il devait manquer une traverse dans la maison d'Adam, donc la postérité mâle doit naturellement se trouver dans le même cas. » Je n'ai pas besoin de vous dire, je crois, que c'est là une idée tout-à-fait erronée.

Le Sternum.

Je viens de faire allusion à l'os de la poitrine que les anatomistes désignent sous le nom de *sternum* (figure 12 S). En général, on le regarde comme ne formant qu'un seul os; mais, aussi bien que beaucoup d'autres parties de la charpente humaine, il se compose, chez l'enfant ou l'adolescent, de cinq parties distinctes, reliées par des cartilages et dont la soudure ne s'effectue que lorsque nous avons atteint un certain âge. Encore la soudure est-elle toujours assez imparfaite pour que les os se séparent lorsqu'on les soumet à une cuisson prolongée.

Les Attaches.

Il me reste à décrire quelques autres parties de la charpente du second étage. Je les nommerai les attaches. On en compte quatre, dont deux antérieures et deux postérieures. Ce sont :

La Clavicule.

Cet os, qui sert à relier l'épaule au sternum, ressemble assez à une de nos côtes pour qu'il soit inutile de vous en présenter une esquisse isolée. Vous le retrouverez dans la figure 12, c c entre l'épaule et le sternum. On lui a donné le nom de clavicule, soit parce qu'on a voulu la comparer à une clé de voûte (*clavis*), soit à cause de sa forme qui rappelait celle des verrous des anciens.

L'Omoplate.

L'omoplate (1), situé à la surface dorsale du thorax, forme la partie postérieure des épaules ; c'est un os triangulaire, large, plat et mince garni de deux saillies (*a a*, figure 14) destinées à servir de point d'appui aux muscles. Au-dessous de ces saillies se trouve l'orbite (*b*) dans lequel s'emboîte et se meut la tête de l'*humérus* ou premier os du bras. Voici un dessin de l'omoplate, vu par derrière.

(1) Dérivé de deux mots grecs : ὦμος épaule, et πλατη surface plate.

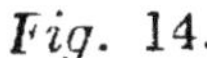

Fig. 14.

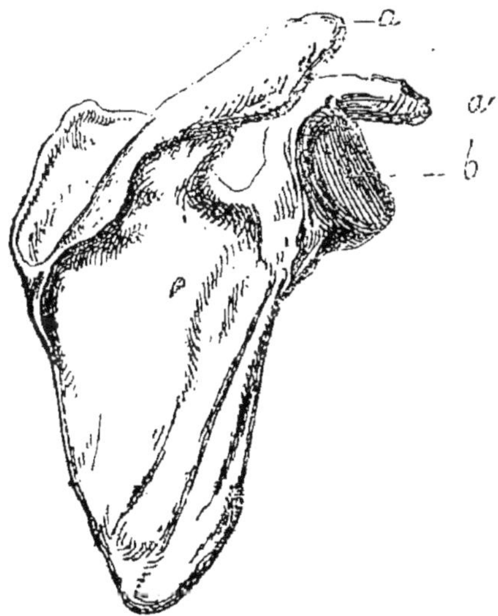

J'ajouterai que les anatomistes donnent aussi à cet os le nom de *scapula*, mot dérivé du latin *scapulæ*, épaules.

CHAPITRE VI

LE CORPS DU LOGIS (*Suite*).

Le Bras.

Les bras ne sauraient se comparer à des poutres ; car, à l'état de repos, ils ne soutiennent rien. Ce ne sont pas non plus des attaches, puisqu'ils ne servent à consolider aucune partie de la charpente. A proprement parler, ce ne sont que des *appendices*, mais des appendices fort commodes ; et, bien qu'il soit possible de les retirer sans ruiner l'édifice, leur perte causerait de grands dommages. Ils semblent destinés à remplir l'office d'un escalier, d'une échelle, d'une poulie ou de tout autre mécanisme capable d'enlever de terre un objet que l'on désire transporter au premier ou au second étage du bâtiment. Ces appendices, — donnons-leur tout de suite le nom de bras et de mains — peuvent être considérés comme beaucoup plus utiles qu'aucune des inventions que je viens de citer.

Le bras et la main, pris dans leur ensemble, constituent une force motrice des plus merveilleuses. La conformation spéciale des articulations de la main et la main elle-même mériterait un chapitre à part ; mais j'ai d'abord à parler un peu du bras.

Il existe une ressemblance générale entre les os du bras et ceux de la jambe. La partie supérieure ne se compose que d'un seul os (figures 15 et 16, *a*) nommé *humerus* ; —

Fig. 15.

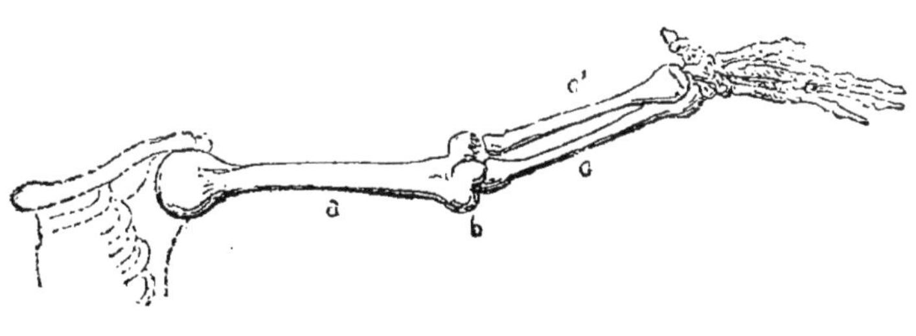

Fig. 16.

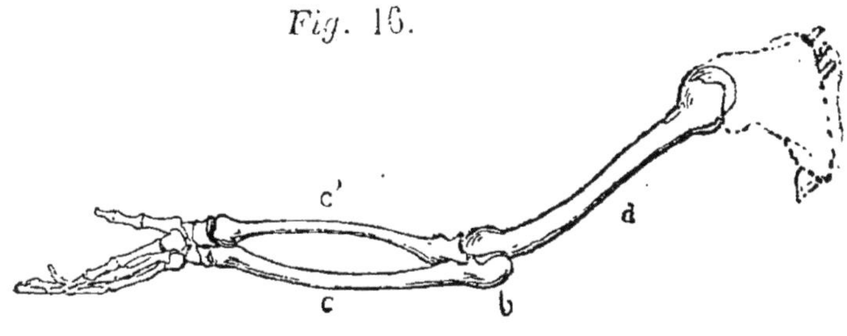

a humerus. — *c* cubitus. — *c'* radius.

il est long et forme une sorte de cylindre irrégulier. Il se relie par le haut à l'omoplate et son autre extrémité se rattache, à l'endroit du coude (*b*), aux deux os de la seconde moitié du bras au moyen d'une articulation à charnière et de ligaments qui s'étendent depuis le bas de l'os supérieur jusqu'au haut des deux os de l'avant-bras. Le plus gros de ces deux derniers os se nomme le *cubitus* (c), parce qu'il a environ la longueur d'une coudée. Le moins gros s'appelle le *radius* (c'), parce que l'on s'est imaginé qu'il ressemblait au rayon d'une roue de voiture, c'est l'os extérieur des figures 15 et 16, c'est-à-dire celui qui se trouve sur la même ligne que le pouce de la main.

L'articulation de l'épaule est formée de façon à permettre au bras de se mouvoir dans presque toutes les directions possibles ; celle du coude, au contraire, n'admet qu'un seul genre de mouvement, — le mouvement d'une porte qui tourne sur ses gonds. Mais la manière dont le *radius* et le *cubitus* agissent compense amplement le manque de liberté de cette articulation. L'extrémité supérieure du *radius* pouvant exécuter un mouvement rotatoire par une dépression du *cubitus*, nous permet de relever ou d'abaisser la main avec une égale facilité. Ces deux derniers mouvements sont désignés par le mot *pronation*, lorsque la paume de la main est abaissée, et par le mot *supination* quand la paume est redressée. En outre le poignet composé de huit os mobiles, rattaché au *cubitus* et au *radius* de façon à laisser une grande liberté d'action, fait du bras un des instruments les plus utiles qui soient au monde. La trompe de l'éléphant n'exécute pas des tours de force plus rapides et plus variés que ceux dont se montre capable ce membre si peu flexible en apparence ; il est probable que si chacun de nous n'avait pas l'occasion de s'en servir tous les jours, nous serions très-surpris en le voyant fonctionner.

J'ai dit que cette partie de la maison pourrait être enlevée sans ruiner l'édifice. Un anatomiste distingué a cité [illegible] d'un meunier qui eût le bras et l'omoplate arrachés sans mou[illegible] d'une blessure aussi terrible. Ce qui constitue le principal danger [illegible] c'est la perte de sang; mais les vaisseaux veineux que l'on *déchire* [illegible]gnent moins librement que ceux que le chirurgien se voit obligé de couper.

La Main.

Je veux maintenant vous donner quelques détails sur la main. Cette partie du bras est certainement ce qu'il y a de plus remarquable dans ce membre. Je doute même qu'il existe quelque chose de plus curieux dans la main. Mais qui donc cherche à s'émerveiller à la vue de ce chef-d'œuvre?

Du reste, il faut reconnaître que nous regardons avec la même indifférence ce qu'il y a de plus utile et de meilleur dans la création. Réfléchissez un peu aux mille usages de l'eau. Quel être animé pourrait continuer à vivre, si cet élément venait à disparaître? Combien d'entre vous, cependant, s'étonnent des nombreux services dont nous sommes redevables à l'eau, ou se montrent reconnaissants d'un don aussi précieux?

Les os représentés dans la figure 17 sont ceux de la main droite, dont vous voyez la partie convexe ou le dos. Le pied gauche est placé tout à côté (figure 18) dans la même position. J'ai décrit ailleurs (chapitre II) cette partie de notre charpente.

Fig. 17.

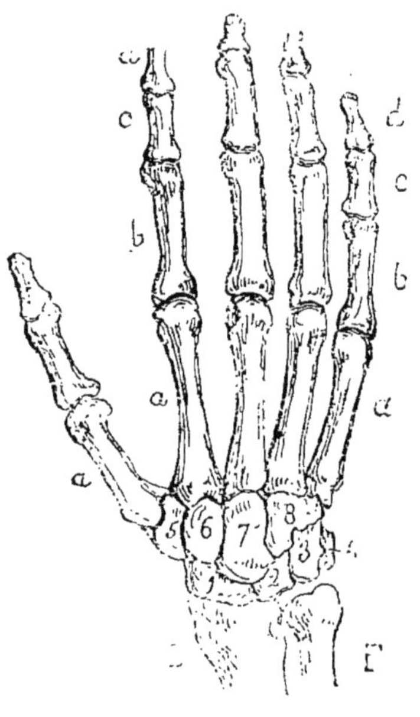

LE CARPE :

1 os scaphoïde.
2 os lunaire.
3 os pyramidal.
4 os pisiforme.
5 os trapèze.
6 os trapèzoïde.
7 le grand os ou carpe.
8 os crochu.
a a métacarpe (les cinq os du).
b c d premières, secondes et troisièmes phalanges.

Fig. 18.

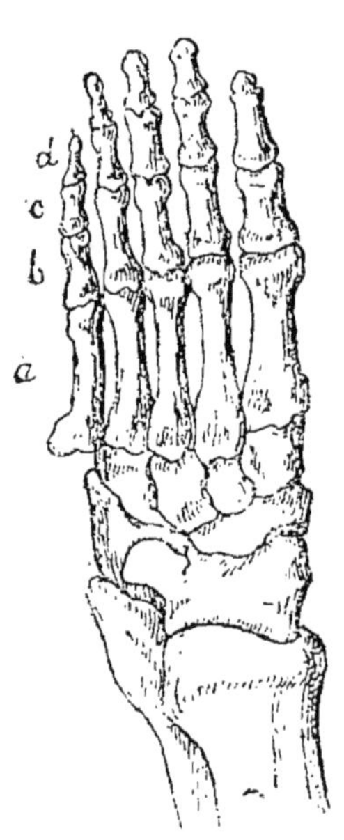

LE PIED

a les cinq os du métatarse.
b c d les orteils.

La main et le poignet réunis contiennent vingt-sept os; — il y en a dix-neuf dans la main et huit dans le poignet, (fig. 17 nos 1 à 8,) que les savants nomment le *carpe* (1). On trouvera encore une ressemblance générale entre les os de la main et ceux du pied, bien qu'ils n'aient pas la même longueur. Les os situés au-dessus du carpe s'appellent *phalanges.* Les quatre phalanges les plus longues, (*a a*) dans la figure précédente, soutiennent la paume de la main; elles se rattachent d'un côté aux os du poignet, et de l'autre à la première articulation des doigts. La jonction des os s'opère, comme pour toutes les autres articulations, au moyen des cartilages maintenus par des ligaments qui ne nuisent pas à la liberté des mouvements. Cette série de quatre phalanges forme ce que l'on appelle le *métacarpe* (2).

Les os du carpe ou du poignet, vous le voyez, sont placés entre ceux de l'avant-bras (figures 15 et 16) et les premières phalanges. Ils sont fixés les uns à côté des autres comme les pavés que vous foulez dans la rue, mais un peu moins solidement, garnis d'un cartilage et soutenus par de forts ligaments qui les relient entre eux. Les anatomistes ont donné un nom différent à chacun des os du poignet; mais comme l'énumération de ces noms me semble inutile dans un ouvrage du genre de celui-ci, je me dispense de la donner. Il vous suffira de savoir que la conformation osseuse du poignet présente une courbe dont la convexité correspond à la partie supérieure de la main. Cette disposition la rend à la fois plus solide et plus flexible.

Les phalanges vont diminuant de longueur, depuis la première jusqu'à la quatrième; le pouce possède une pha

(1) Dérivé du grec καρπος, poignet.

(2) Dérivé du grec καρπος et μέτα, après.

lange de moins que les doigts. Toutes les articulations de la main — il y en a quatorze, sans compter le poignet — sont à charnière ; et, en effet, l'extrémité des os ressemble un peu à certaines charnières à l'usage de nos menuisiers, mais l'articulation ne fléchit que dans un seul sens. A l'endroit où les doigts aboutissent aux os du métacarpe, le mouvement est beaucoup plus libre qu'aux articulations à charnière des doigts ; quant à l'articulation du poignet, elle permet à la main de se mouvoir aisément dans toutes les directions.

Lorsque les os de la main ne sont pas aussi nus qu'on les voit dans notre gravure, lorsqu'ils sont garnis de muscles, de tendons, de membranes, de nerfs, d'artères et de veines, revêtus de leurs peaux et de leurs ongles, le tout offre un ensemble des plus gracieux. Néanmoins, si belle et si utile que soit la main, et bien que nous l'ayons sous les yeux depuis le moment de notre naissance jusqu'à l'heure de notre mort, est-il beaucoup de gens qui s'inquiètent de savoir comment elle est faite?

La main forme une partie si importante de notre individu, qu'un auteur de talent, sir Charles Bell, a écrit un assez gros volume où il n'est pas question d'autre chose. Je n'emprunterai que quelques lignes à l'ouvrage du célèbre physiologiste écossais.

« La différence qui existe entre la longueur des doigts, dit cet auteur, a été calculée avec un art merveilleux dans mille buts différents ; elle permet aux phalanges et à la main de tenir avec aisance et fermeté une canne, une pomme, un tuyau de pipe, une épée, un marteau, une plume, un crayon ou tout autre objet. Rien n'est plus digne de fixer notre attention que la manière dont le délicat appareil moteur de la paume et des doigts de la main se trouve protégé. Il nous faut souvent déployer une grande force pour garder notre étreinte ; voyez, par exemple, avec quelle vigueur un matelot saisit un cordage, lorsqu'il veut se hisser dans le gréement d'un navire. Un simple tissu de tendons, de nerfs et de vaisseaux ne résisterait pas à une telle pression ; il serait écrasé si la partie qui subit la pression n'était protégé par un coussin de graisse aussi élastique que celui qui se trouve dans le pied du cheval ou du chameau. Mais ce n'est pas tout ; il y a un muscle qui traverse la paume et soutient le bord intérieur du coussin. C'est ce muscle qui, soulevant les bords du coussin, forme ce que l'on appelle la *coupe de Diogène.* »

A quoi sert la main.

Si petite que soit cette partie de la charpente humaine, on ne saurait en exagérer l'importance. Privé de mains, le laboureur ne pourrait ni ensemencer ses terres, ni faucher le blé mur ; le meunier ne pourrait pas moudre le grain et le boulanger ne pourrait pas pétrir la farine afin de nous fournir du pain. Nous serions tout aussi incapables de cultiver autre chose pour remplacer le blé. Pendant un certain temps, les provisions déjà récoltées suffiraient à notre subsistance ; mais que deviendrions-nous ensuite ? Les racines et les fruits qui poussent sans culture — c'est-à-dire sans que nous ayons besoin de travailler la terre qui les produit — ne nourriraient pas longtemps le genre humain et les millions de quadrupèdes ou d'oiseaux dont l'univers est peuplé.

Vous me répondez qu'à défaut de plantes, il vous reste

rait les animaux qui donnent de bons rôtis dont vous vous contenteriez à la rigueur. Mais il nous serait impossible de prendre ces animaux ; comment les attraper sans l'aide de nos mains?

En outre, nous aurions beau offrir des monceaux d'or à notre tailleur, nous n'en obtiendrions pas le moindre vêtement. Vous demanderiez vainement à votre chapelier ou à votre modiste une coiffure quelconque, et nul cordonnier ne vous livrerait des bottes ou des souliers. Nous nous verrions condamnés à aller nus, été comme hiver, sous tous les climats ; car nous ne pourrions pas même nous procurer la peau d'un animal.

Et puis, lors même qu'il existerait dans notre voisinage des gens capables de nous aider, comment leur écrire pour les prier de venir à notre secours? Les matelots ne seraient pas en état d'aller chercher au loin des cargaisons de denrées, puisqu'ils ne pourraient ni tendre les voiles ni guider leur navire.

Bref, nous n'aurions plus devant nous d'autre perspective que celle d'une mort prochaine ; chacun, après avoir contemplé le visage amaigri et affamé de ses voisins, se coucherait dans la tombe commune, — c'est-à-dire sur la surface de la terre, avec le ciel bleu pour voûte, car il n'y aurait personne pour nous ensevelir.

Quelques-uns de mes lecteurs croiront peut-être que ce sombre tableau est exagéré.

Notre position ne serait pas tout à fait aussi désespérée, diront-ils. N'avons-nous pas entendu parler d'une pauvre Française qui ne possédait pas de mains, mais qui exécutait néanmoins diverses sortes de travaux ? Elle était parvenue à écrire, à dessiner et même à coudre.

Je répondrai que j'ai tout lieu de penser que cette femme a existé De mon côté, je puis citer un exemple du même genre : Un de mes amis a vu un homme, privé de bras, qui écrivait *avec sa poitrine;* sa plume était attachée à une ceinture, et il la trempait lui-même dans l'encrier. Je viens de retrouver dans ma collection d'autographes une lettre signée DUCORNET, *né sans bras*. Or, Ducornet était un peintre français qui écrivait et peignait *avec son pied*. Mais ce sont là de très-rares exceptions. Ces faits isolés ne prouvent pas que des gens constitués comme nous le sommes pourraient vivre ici-bas sans l'aide de leurs mains, pas plus que la présence d'un aveugle au milieu de nous ne démontre que tous les hommes se tireraient d'affaire s'ils étaient privés de la vue. Les personnes, que nous avons citées, n'auraient jamais pu fabriquer les plumes, les crayons, les toiles, les pinceaux, les couleurs et les aiguilles dont elles se servaient.

Saint Jacques a dit de la langue : « C'est un petit membre, et cependant elle peut se vanter de grandes choses. » De même, l'extrémité de notre charpente, dont il est question ici, ne se distingue pas par la dimension, mais que de grandes choses elle accomplit ! C'est en quelque sorte le lien qui rattache l'âme humaine à la demeure qu'elle doit occuper durant un certain nombre d'années. Si nous en étions privés ou si nous refusions de nous en servir, nous aurions bientôt cessé de vivre. « Celui qui ne veut pas travailler ne mérite pas non plus de manger, » est une loi divine ; et nous ne pourrions guère travailler sans le secours de ce beau modèle de mécanisme que l'on appelle LA MAIN.

CHAPITRE VII

LA COUPOLE

Fig. 19.

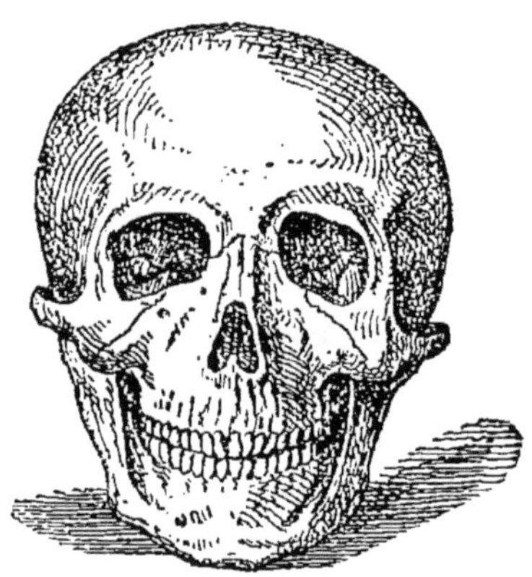

Nous voici arrivés à la coupole, mot par lequel j'ai voulu désigner le crâne, qui se trouve au sommet de la grande poutre représentée par la colonne vertébrale. Je vous ai déjà dit que sept des vingt-quatre pièces, dont se compose cette colonne, sont situées au-dessus du second étage de l'édifice et rattachent le crâne au tronc. Vous remarquerez la chambre voûtée, ménagée dans la partie supérieure, ainsi que les ouvertures des fenêtres et des portes.

J'interromps un instant ma description pour vous faire observer que, — contrairement à ce que l'on voit dans les maisons ordinaires, — les fenêtres et les portes de la maison que j'habite sont percées dans la coupole. Les deux fenêtres et deux des portes s'ouvrent sur la façade, tandis que les deux dernières portes se trouvent sur les côtés.

Ces ouvertures, à proprement parler, appartiennent à l'extérieur de ma maison ; je les décrirai donc dans un autre chapitre.

J'ai donné à la bouche, aux oreilles et aux narines le nom de portes, afin de rester fidèle à la métaphore qui m'a fourni le titre de ce petit livre. Quant aux yeux, on peut fort bien les regarder comme des fenêtres. Les sons, les odeurs, les goûts passent tous par les portes que je viens d'indiquer, à l'aide d'un mécanisme ou d'un organe auquel nous reviendrons.

Le Crâne.

Au commencement de ce chapitre, je vous ai montré une image complète du crâne. Or, si l'on enlève tous les os de la face ou du cou, pour ne laisser que le crâne ou le casque qui protége le cerveau, l'aspect est bien différent. Voici un dessin de l'os frontal, séparé des os voisins.

Fig. 20.

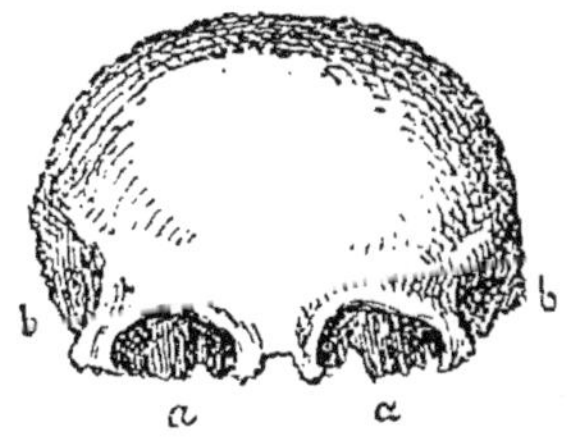

Vous voyez au bas une partie des cavités ou des orbites (*aa*) destinés à recevoir les deux yeux ; et sur l'un des côtés (*bb*), l'endroit où se trouve l'oreille. La toiture qui recouvre le cerveau se compose de huit os étroitement unis par des bords dentelés qui correspondent les uns aux autres, et forment ce que les anatomistes appellent *sutures*. Ces sutures sont au nombre de neuf ou dix, de diverses longueurs, selon la dimension des os dont elles marquent les divisions. On dit qu'elles servent à diminuer l'étendue des fractures du crâne ; quoi qu'il en soit, il est certain que, comme tout ce qui a été formé par la main bienfaisante du Créateur, elles ont leur raison d'être.

Un des os les plus importants du crâne est celui qui s'étend d'un côté à l'autre du front, et qui se nomme *os frontis* (*a*) ou *os frontal* (*fig.* 21). Au dos du crâne, se trouve l'*os occipital* (*b*), d'une forme tant soit peu triangulaire, dont

Fig. 21.

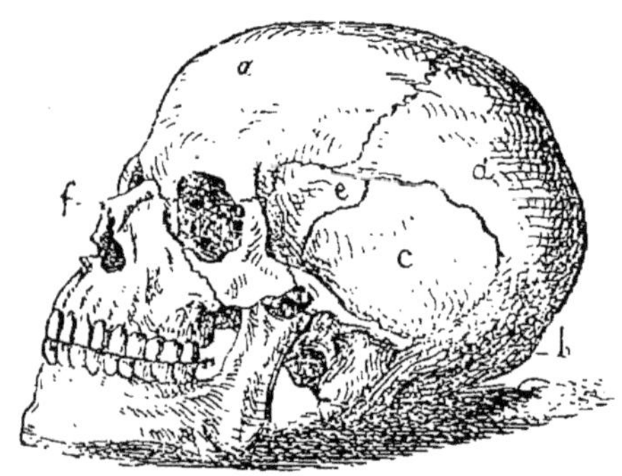

a frontal.	*d* pariétal.
b occipital.	*e* sphénoïde.
c temporal.	*f* ethmoïde.

la pointe arrive au sommet de la tête. Autour de chaque oreille, on voit un os qui ressemble assez à une coquille ; c'est l'*os temporal* (*c*). Sur les parois supérieures du crâne, entourées des parties déjà décrites, sont les deux *os pariétaux* (*d*) Au bas, s'étend l'*os sphénoïde* (*e*), qui enclave, pour ainsi dire, presque tous les autres os du crâne et de la face. Cet os a été comparé à une chauve-souris ; il a, en effet, une partie moyenne et deux parties latérales qui imitent assez bien deux ailes déployées. Le *sphénoïde* se rattache à quatorze os différents. L'os *ethmoïde* (dérivé des mots grecs *ethmos* crible et *eidos*, ressemblance), ainsi nommé, parce qu'il a l'air d'un crible, étant percé d'un grand nombre de trous destinés à la transmission des molécules odorantes, gît à la racine du nez, unissant les os de la face à ceux de la tête proprement dite.

Or, ainsi que je l'expliquerai plus au long dans un autre chapitre, tout cet espace est occupé par le cerveau. Chez les adultes, le cerveau pèse de deux livres et demie à trois livres un quart. Parfois il atteint un volume un peu plus grand. Il est impossible de donner une idée claire et exacte de la structure osseuse de la tête sans avoir sous les yeux le dessin isolé de chaque os ; et même avec le secours de la gravure, la tâche serait difficile. En effet ; les os de la coupole, — surtout ceux de la partie inférieure, — sont d'une forme tellement irrégulière, leur disposition présente une apparence si étrange, que je renonce à les décrire plus longuement. Vous voudrez donc bien vous contenter d'une description générale. A vrai dire, le corps humain n'offre pas une étude plus compliquée et plus difficile que l'anatomie de la tête, et vous comprendrez l'importance de cette étude, lorsque vous saurez qu'il faut que cette partie de notre maison soit en bon état, pour que nous jouissions de l'usage complet de nos cinq sens.

Les douze os de la face — il y en a six de chaque côté — sont désignés sous le nom de *mâchoire supérieure*. Comme ceux du crâne, ils portent tous un nom spécial, plus ou moins bizarre, et sont unis par des *sutures*.

La mâchoire inférieure est formée d'un seul os solide que l'on a comparé à un fer à cheval ou à un croissant.

A l'une et à l'autre mâchoire se rattachent des muscles très-puissantes, sans le secours desquels nous ne pourrions broyer nos aliments, ainsi que vous le verrez plus tard.

Les Dents.

Autour de la plus grande porte de la coupole (*fig.* 19), vous voyez un arrangement singulier qui demande une description spéciale. L'ensemble de cette série de petits os a l'aspect d'une roue dentée. Ce ne sont pourtant pas des roues que nous avons là, mais une sorte de moulin ou du moins un appareil qui remplit les mêmes fonctions qu'un moulin ; car le mouvement au moyen duquel il remplit sa tâche ressemble beaucoup à celui d'un pilon qui tourne dans un mortier. L'un des segments de roue dentée reste presque immobile, tandis que l'autre va et vient de façon à réduire rapidement en pulpe un morceau de pain ou de viande.

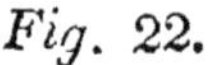

Fig. 22.

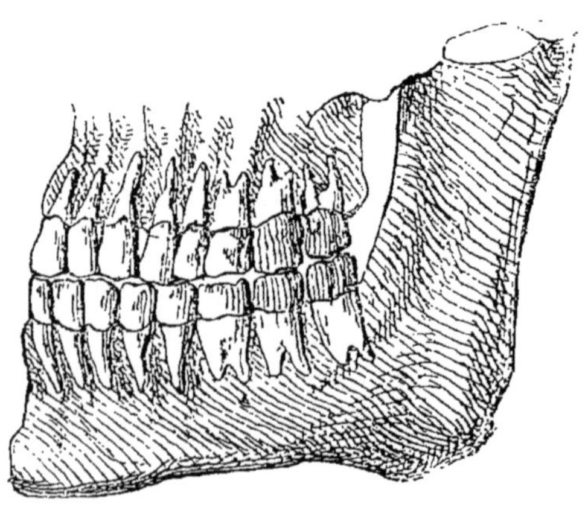

Regardez ce dessin (*fig.* 22). Il représente le côté droit des os de la face humaine, tel qu'il apparaîtrait si on enlevait les tissus qui recouvrent la mâchoire supérieure et la mâchoire inférieure.

Les dents du haut et la mâchoire où elles sont enclavées forment le segment de roue dentée qui demeure immobile; l'autre roue, celle du bas, qui se meut pour broyer les aliments, agit très-librement, grâce à une articulation située au-dessous de l'oreille.

Un adulte qui n'a perdu aucune de ses dents, en a seize dans chaque mâchoire. Vous n'en voyez naturellement que huit dans la gravure qui précède, puisqu'elle ne représente qu'une moitié de la bouche. Les enfants n'ont d'abord que vingt dents, dix dans chaque mâchoire; on les nomme *dents de lait*, parce qu'elles se montrent à un âge où notre nourriture ne se compose guère que de lait. Ces dents tombent d'elles-mêmes, entre notre septième et notre quatorzième année, et sont remplacées par trente-deux dents toutes neuves.

A une certaine époque de la vie — vers sa septième année — un enfant, s'il n'a pas encore commencé à perdre ses premières dents, se trouvera en avoir *quarante-huit* dans ses deux mâchoires ; vingt de ces dents sont en vue, tandis que les vingt-huit autres restent cachées par les gencives, à la racine des premières (*fig.* 23).

Lorsque vous examinerez la mâchoire d'un animal quelconque, vous n'apercevrez pas les racines des dents, attendu qu'elles sont enfoncées dans des trous profonds nommés *alvéoles*.

Il y a dans chaque mâchoire: 1° quatre dents de devant ou *incisives*; 2° deux dents *canines* ou *œillères*; 3° quatre *petites molaires* ou *fausses molaires*, et 4° six *grosses molaires*, dont les deux dernières sont appelées *dents de sagesse*, parce qu'elles ne se montrent que très-tard. Les *canines* et les *molaires* se trouvent en nombre égal de chaque côté des *incisives*.

Les *incisives* et les *œillères* ont une seule racine ; les *petites molaires* en ont rarement deux, bien qu'elles semblent se diviser ; les *grosses molaires* de la mâchoire inférieure en possèdent deux ; celles de la mâchoire supérieure en ont trois, deux sur le devant et une par derrière.

Qui n'admire une double rangée de dents blanches ? Et on a raison de les admirer, puisque deux ou trois vilaines dents suffisent pour enlaidir le plus joli visage. Mais elles ne contribuent pas seulement à orner la bouche, elles nous sont de la plus grande utilité, tant qu'elles ne se gâtent pas.

Quelques personnes conservent leurs dents saines et belles jusqu'à un âge très-avancé. Si vous tenez à garder les vôtres en bon état, prêtez un peu d'attention aux explications suivantes. Lorsque vous connaîtrez la nature et la forme de ces petits os, vous apprendrez peut-être à les mieux soigner.

Les dents, malgré les apparences, ne sont pas fixées dans la mâchoire même, mais dans des appendices osseux, nommé *système alvéolaire*, qui forment la vraie monture des dents. Ces appendices osseux, chez le vieillard qui a perdu ses dents, sont absorbées par un procédé dont je parlerai plus loin et disparaissent dans la masse des fluides circulant dans le corps ; — de là, l'aplatissement de la mâchoire inférieure, et le rétrécissemeut de la face que l'on remarque chez les gens âgés.

Comme tous les autres os, les dents renferment beaucoup de chaux ; mais, à proprement parler, un tout jeune enfant n'a pas d'os. Bien que son corps offre des parties qui ont déjà acquis un peu de solidité, on ne trouve, à la place que doivent plus tard occuper les os, qu'une substance presque transparente, et qui ressemble à de la gelée. Avec le temps, cette matière gélatineuse durcit et forme la charpente que nous connaissons.

Les dents ne sont donc, au début, que de simples morceaux de gelée. On ne les aperçoit pas à l'époque de notre naissance, car elles sont à l'intérieur de la mâchoire. Chose étrange, les bouts de substance gélatineuse qui forment les deux séries de dents (celle que nous perdons de bonne heure et celle que nous voyons apparaître après la chute de la première) se trouvent là en même temps, les uns près du bord des gencives, attendant le moment de percer la peau, les autres un peu plus bas.

Vous me comprendrez mieux, lorsque vous aurez jeté les yeux sur le dessin suivant (*fig.* 23). Il représente la mâchoire inférieure d'un enfant dans laquelle on voit les capsules dentaires. Les dents de lait, *a a b c c*, déjà enveloppées, déjà développées, sont au nombre de cinq de chaque côté ; les capsules des secondes dents se trouvent indiquées par les lettres *a' a' b' c' c' d d* :

Fig. 23.

DENTS DE LAIT

a a incisives.
b canine.
c molaires.

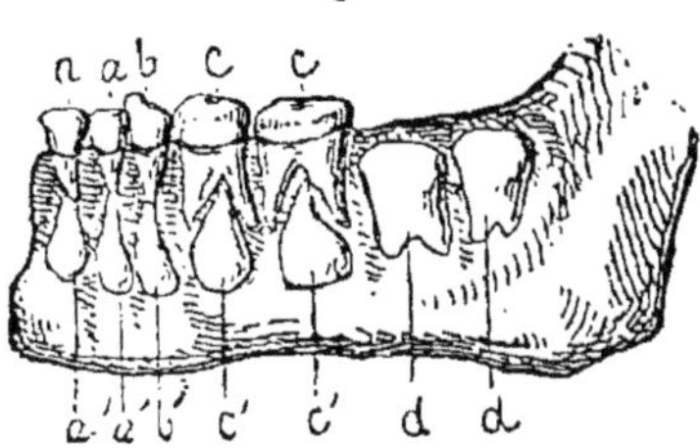

CAPSULES DENTAIRES

a' a' incisives.
b' canine.
c' c' molaires.
d d grosses molaires.

Voici par quel procédé les morceaux de gelée molle qui doivent nous servir de dents se changent en os : d'abord, un point dur, déposé par les vaisseaux sanguins, se forme au centre d'une dent ; puis, comme ce point va s'agrandissant peu à peu, toute la matière gélatineuse finit par être absorbée et remplacée par un os de la même dimension.

Vous devinez sans doute que vos dents ont une qualité qui les rend plus solides que le reste de votre charpente. Sans cela elles ne tarderaient pas à s'user. Croyez-vous que des os ordinaires nous permettraient de broyer nos aliments pendant un demi-siècle ? Il est clair que non. Je vais donc vous expliquer la

Conformation des Dents.

Chaque dent se compose de trois parties : La *couronne*, le *collet* ou *col* et la *racine*. La racine se trouve enclavée dans une alvéole de la machine aussi solidement qu'un clou que l'on enfoncerait à grands coups de marteau. Le *collet* est en dehors de l'alvéole, mais la peau ou la membrane qui recouvre la mâchoire y adhère (c'est cette peau que le dentiste sépare de l'os à l'aide d'une lancette en coupant la gencive, lorsqu'il veut arracher une dent malade); à cet endroit, la dent est un peu moins large, on dirait qu'elle a été serrée avec une corde. La *couronne* ou le corps de la dent fait saillie au-dessus de la gencive. Toutes les dents dont la cavité intérieure contient beaucoup de nerfs et de vaisseaux sanguins, sont douées d'une sensibilité dont nous n'avons pas toujours lieu de nous féliciter. Cette question sera traitée dans un autre chapitre, je ne parle ici que de leur solidité.

Or, afin d'empêcher les dents de s'user trop vite, le divin architecte a revêtu leur *couronne* d'une substance brillante beaucoup plus dure qu'aucune des parties de la charpente humaine et que l'on nomme *émail*.

Comment on gâte ses dents.

Un écrivain anglais, M. Hepwart Dixon, raconte que, traversant la ville de Florence, il rendit visite au poëte Walter Savonge-Landor, alors âgé de quatre-vingts ans. Heureux de trouver son compatriote si dispos, il s'empressa de le féliciter. « Mon ami, répliqua le vieillard, ne parlons plus de cela, j'ai perdu deux de mes dents... Ne riez pas, car je vous assure que j'aimerais mieux avoir perdu toute ma raison. »

Sans être le moins du monde disposé à aller aussi loin que le vieux poëte, je conviens que c'est une chose très-sérieuse que de perdre deux dents, et il ne faut négliger aucune précaution afin de conserver des instruments aussi indispensables.

Si dur que soit l'émail de nos dents, le temps doit finir par l'user ; mais il s'usera doublement vite, si l'on contracte la vilaine habitude de se servir d'une épingle ou d'une aiguille en guise de cure-dent. L'émail le mieux trempé ne résiste pas à un pareil traitement et court risque de s'écailler. Il faut aussi s'abstenir de transformer ses dents en casse-noisette, et même de mordre une substance plus dure que la croûte d'une bonne tranche de pain sec. Pour peu que l'on s'en tienne là et que l'on n'abime pas ses dents d'une autre façon, — car il y a mille manières de les gâter, — on aura quelque chance de les garder jusqu'à la fin de ses jours. Mais dès que l'émail est entamé au point de ne plus garantir l'os du contact de l'air, la dent ne tarde pas à devenir creuse ou à se carier. Comme toutes les autres parties de l'admirable demeure que Dieu a donnée à notre âme, nos dents nous serviront d'autant plus longtemps que nous en ferons un usage plus modéré.

Tout genre de nourriture ou de boisson qui ne convient pas à notre estomac contribue à détériorer nos dents et à en altérer l'émail. Il serait trop long de vous expliquer comment une mauvaise digestion influe sur la santé de nos dents ; mais c'est là un fait certain dont j'aurai à reparler.

Avant de passer à un autre sujet, j'ai un mot de recommandation à vous adresser. Il importe de tenir vos dents dans un état de propreté parfaite. Ne manquez jamais, sous aucun prétexte, de les brosser au moins deux fois par jour, le matin et le soir. Sans appuyer sur les nombreux inconvénients qu'entraînerait l'oubli de ce devoir, j'ajouterai seulement que c'est l'unique moyen de conserver vos dents et d'échapper aux horribles tourments que peut causer leur carie.

Les os de l'oreille.

Le mécanisme du corps humain ne paraît rien offrir de plus compliqué, de plus difficile à comprendre, que l'organe dont je vais vous décrire les os.

A environ trois quarts de pouce des portes ouvertes de chaque côté de la coupole, c'est-à-dire à peu de distance de l'oreille externe, il existe une membrane mince et fibreuse tendue en travers du passage comme la peau d'âne d'un tambour. On la nomme *membrane du tympan.* Ce dernier mot est dérivé du latin *tympanum* qui signifie tambour, et la cavité qui se trouve derrière cette membrane s'appelle le *tympan.*

La cavité en question renferme quatre petits os ou osse-

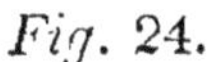
Fig. 24.

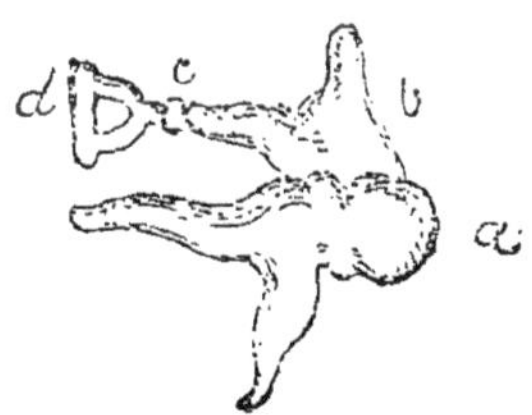

lets représentés ici plus grands qu'ils ne le sont naturellement (*fig.* 24) qui intéressent le sens de l'ouïe. Les sons pour arriver au cerveau, passent par l'oreille, et si nous n'avions pas d'oreilles, nous n'entendrions rien. Bien que nous ne puissions nous rendre compte de l'utilité spéciale de chacun de ces osselets, leurs formes bizarres ont leur raison d'être, car celui qui a destiné l'oreille à recevoir les sons, a tout créé dans un but d'utilité pratique.

L'os *a* se nomme le *malleus* ou le *marteau,* parce qu'on a trouvé qu'il ressemble à cet outil ; mais il a plutôt l'air d'une massue courbée et garni d'une pointe latérale. Il s'appuie d'un côté contre le *tympan.*

L'*incus* ou l'*enclume* (*b*) vient après. On le prendrait plus volontiers pour une petite *molaire* que pour une enclume.

A côté de l'enclume, se trouve un petit anneau (*c*) qui semble rattacher ce dernier osselet à l'étrier (*d*). Les anatomistes cependant lui donnent pas le nom d'anneau ; ils le nomment *os orbiculaire* ou *os lenticulaire.*

Quant à l'*étrier* (*d*), vous le reconnaîtrez tout de suite à sa forme.

Cette chaîne d'osselets qui s'étend le long au passage auditif, commence au tympan pour aboutir à une petite ouverture ménagée à une distance considérable du crâne. Elle est représentée (*fig.* 24), telle qu'elle se trouve disposée dans votre oreille droite, avec le marteau en dehors et l'étrier plus rapproché du cerveau.

L'os de la gorge.

Je dois ajouter ici qu'il existe à l'intérieur du cou, près de la racine de la langue, un petit os fort curieux nommé *os hyoïde* (1) (*figure* 25).

Fig. 25.

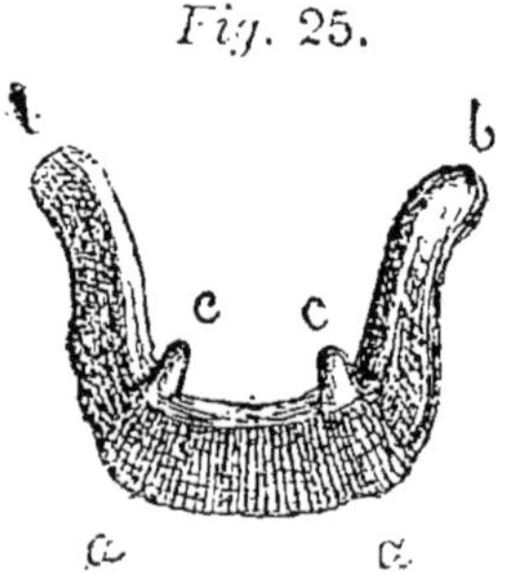

Il a été désigné ainsi parce que l'on a trouvé qu'il rappelait par sa forme l'*upsilon* des Grecs ; mais vous voyez qu'il ressemble davantage à l'U de notre alphabet moderne.

(1) Certains anatomistes le désignent sous le nom d'*os linguale*, parce que les muscles de la langue s'y rattachent.

Cet os, suspendu dans les parties molles du cou, reste isolé du reste de la charpente. Il se compose de cinq morceaux, mobiles les uns sur les autres ; du *corps*, qui a presque la forme d'un carré, de deux grandes *cornes* (*b b*) et de deux petites *cornes* (*c c*.)

Fig. 26.

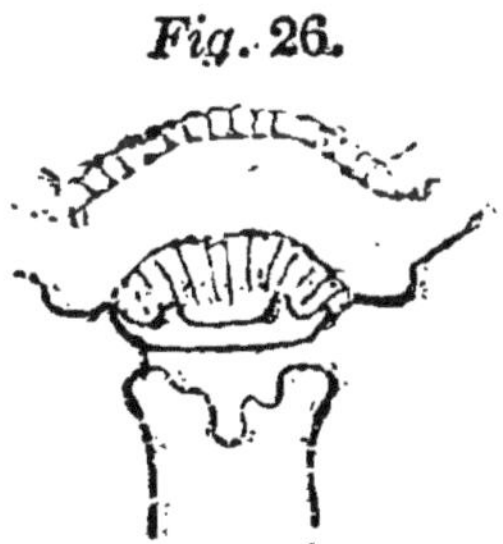

Position de l'os hyoïde dans la gorge.

CHAPITRE VIII

LES CHARNIÈRES

La maison que j'habite diffère sous beaucoup de rapports, ainsi que vous l'avez vu, de la plupart des autres habitations. J'ai à vous signaler dans ce chapitre une nouvelle différence qui mérite de fixer votre attention.

Un bâtiment ordinaire, qu'il soit construit avec du bois, des briques ou des pierres, est destiné à tenir en place le plus longtemps possible. Un architecte qui connaît son métier s'arrange de façon à ce que rien n'y bouge, sauf les portes et les fenêtres, une fois que les matériaux se sont tassés. Tout y est ajusté avec la plus scrupuleuse exactitude afin de le rendre immobile ; dans ce but, on prodigue poutres, montants et crampons.

J'avoue que certaines parties de la maison que j'habite ne semblent pas appelées à déployer une grande activité ; mais ce sont là de rares exceptions et le contraire est la règle générale. Nous voyons que les bandes, les tirants et les montants servent à régler et à diriger les mouvements, non à les empêcher. Les jointures, au lieu d'être protégées contre l'humidité, au lieu de s'effectuer au moyen de tendons carrés et d'entailles profondes, sont lisses, arrondies et enduites d'une substance huileuse qui, bien loin d'entraver leur action, leur permet de mouvoir avec facilité.

Il est vrai que quelques attaches sont assez fermes et assez inflexibles pour exciter l'envie du meilleur menuisier. Les dents, par exemple, sont fixées dans leurs alvéoles comme un tenon dans une mortaise. On dirait des clous enfoncés dans une planche. Les os de la tête, nous l'avons vu, sont très-solidement unis dans le crâne d'un adulte.

Plusieurs parties du corps humain sont assemblées au moyen de véritables charnières, entre autres le genou, les doigts, les orteils et le coude. La mâchoire inférieure peut également être rangée dans la même categorie. Les articulations du cou-de-pied, du poignet et diverses autres se meuvent quelquefois comme sur une charnière, mais elles exécutent en outre des mouvements bien différents.

La Hanche.

Les articulations les plus curieuses du corps humain sont celles qui forme la tête arrondie d'un os s'emboîtant dans une cavité de l'os voisin. Les plus remarquables de ces articulations sont celles de l'épaule et de la hanche. Voici un dessin (*figure* 25) de l'articulation de la hanche, que les savants nomment articulation *coxo-fémorale.*

Fig. 27.

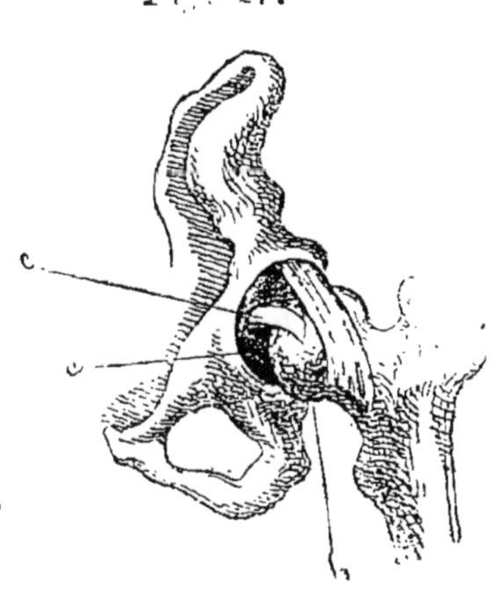

Vous voyez la cavité profonde (*a*) où se meut la tête (*b*) du *fémur* ou de l'os de la cuisse. Cette tête a été retirée du fond du trou dans lequel il s'emboîte afin de vous montrer le ligament (*c*) qui se trouve entre les deux os. Ce ligament est un fort tissu fibreux solidement fixé de chaque côté. Sans une attache de ce genre, la dislocation du *fémur* accident très-rare par bonheur — serait mille fois plus fréquente qu'elle ne l'est. Je dois ajouter qu'il y a autour des bords de l'os de la hanche un cartilage non moins solide que le ligament et qui augmente beaucoup la profondeur de la cavité. Nous avons vu précédemment que cette cavité se nomme l'*acetabulum*.

Je veux maintenant vous montrer un dessin (*fig.* 28) où sont représentés les deux espèces d'articulation dont je viens de parler. C'est le bras qui nous fournira ce double

Fig. 28.

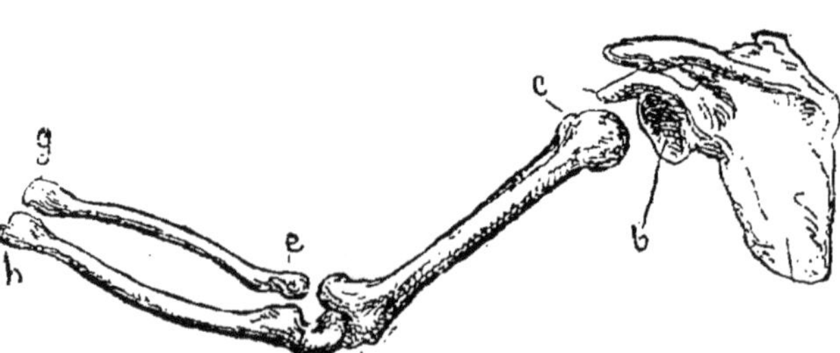

exemple. En effet, l'*humerus* a une tête (*c*) qui s'emboîte dans une cavité, tandis que le coude forme une articulation à charnière. Tout le monde sait ce que c'est qu'une charnière ; il suffit de regarder une porte ou une fenêtre pour comprendre le principe d'après lequel notre coude agit Certains écrivains ont même soutenu que le mécanicien, qui, le premier, s'est avisé de faire tourner une porte sur elle-même n'a eu cette idée qu'après avoir examiné une articulation à charnière dans la charpente de quelque animal mort. Je n'ai pas besoin d'ajouter, je crois, que nous ne pouvons rien affirmer à cet égard.

Je décrirai d'abord l'articulation du coude. L'avant-bras, vous le savez déjà, se compose de deux os, le *cubitus* (*c*) et le *radius* (*c*). Le haut du *radius*, s'adapte à un petit creux (*e*) légèrement arrondi, du *cubitus*, auquel il est attaché au moyen de ligaments. Les extrémités supérieures des deux os ainsi réunis contournent l'extrémité inférieure de l'*humerus* qui est également arrondi et garni d'un cartilage. Les deux os, comme tous ceux de notre corps du reste, sont maintenus à leur place par des bandes fibreuses, larges et courtes, nommées ligaments, qui adhèrent, à peu de distance de l'articulation, aux extrémités qu'elles doivent unir. Ces attaches, bien que très-solides et très-serrées, conservent assez d'élasticité pour laisser au membre la liberté dont il a besoin pour remplir ses fonctions.

Certes, nous avons là un merveilleux instrument, et l'on ne saurait trop admirer la sagesse de Celui qui l'a créé.

Pour que nous ayons l'usage complet de nos bras, il faut deux mouvements distincts que nous puissions mettre en jeu au même instant ou isolément, à notre volonté. Aussi, tandis qu'un seul des os de l'avant-bras (*cubitus*) est fixé à l'*humerus*, l'extrémité supérieure du petit os (*radius*) de ce même avant-bras se meut, grâce à sa tête arrondie, dans un creux du *cubitus*. Un coup d'œil jeté sur la figure précédente vous expliquera cette disposition. A l'extrêmité inférieure de l'avant-bras, l'arrangement que je viens de décrire se trouve renversé ; le *radius* au lieu de présenter une tête ou une économie raboteuse, offre à son tour un léger creux (*g*) auquel s'adapte le bout arrondi du *cubitus* (*h*). Cette disposition renversée procure la plus grande liberté de mouvement et aussi une plus grande flexibilité qui diminue les chances d'une fracture ou d'une dislocation.

Mais l'articulation de l'épaule est encore plus curieuse. L'os *a* (figure 28) représente l'omoplate ou os de l'épaule; la lettre *b* indique le creux où l'extrémité (*c*) de l'*humerus* se meut librement lorsque vous remuez le bras. Comme la cavité est peu profonde et que les ligaments sont forts longs afin de vous permettre de mouvoir vos membres dans tous les sens, l'articulation se disloque beaucoup plus aisément qu'une articulation à charnière. A la hanche, où les os se rattachent de la même façon, la tête du *fémur* s'emboîte dans une cavité beaucoup plus profonde; c'est cette disposition, jointe à un arrangement différent des muscles, qui nous permet de balancer nos jambes aussi aisément que nos bras.

Mais bien que l'articulation de l'épaule se disloque, avec une assez grande facilité, il devient fort difficile de ramener les os à leur place, ainsi que vous pouvez vous l'imaginer. Pour réduire une luxation il faut quelquefois toute l'habileté d'un bon chirurgien et toute la vigueur d'un ou deux aides.

Dans ma maison, on compte un nombre considérable de *charnières* et d'articulations d'un autre genre. Il ne doit guère y en avoir moins de cent cinquante.

Vous voyez quelle sagesse le Créateur a déployée dans

la construction et l'assemblage de nos os. Qu'arriverait-il, par exemple, si l'articulation du genou pouvait se mouvoir dans tous les sens comme celle de l'épaule? Ne devinez-vous pas que dans ce cas nos jambes s'en iraient à droite ou à gauche lorsque nous voudrions marcher en ligne droite? Nous aurions beaucoup de peine à nous promener sans décrire de zigzags. Combien nous nous trouverions embarrassés si nos doigts étaient capables de se ployer en arrière aussi bien qu'en avant! Combien, au contraire, le mouvement de l'omoplate aurait été gêné, si l'articulation de l'épaule eut ressemblé à celle du genou, si elle ne nous eut pas permis de tendre le bras loin du corps!

Les ingénieurs ont parfois employé dans leurs appareils un mécanisme qui rappelle beaucoup l'articulation de l'épaule; mais ils n'auraient sans doute jamais découvert ce procédé s'il n'avaient d'abord examiné les os d'un homme ou de quelque autre animal; car les autres animaux sont pourvus, aussi bien que l'homme, de toutes les articulations nécessaires à leurs mouvements.

Les Ligaments.

Mais comment les diverses parties de notre charpente sont-elles maintenues à leur place? Si je ramasse deux os qui sont restés, pendant des années peut être, à blanchir sous le soleil et sous la pluie, j'ai beau les rapprocher, ils ne tiendront pas une seconde ensemble, à moins que je ne me serve d'une ficelle ou d'un bout de fil de fer pour les attacher. Comment donc demeurent-ils réunis dans le corps d'une personne vivante? C'est ce que je vais vous expliquer.

Ils sont rattachés au moyen de courtes bandes nommées *ligaments*. Quelques-unes des cordes fibreuses ainsi désignées sont un peu plus longues que les autres Elles commencent à un pouce ou deux de l'articulation pardessus laquelle elle passent sans y adhérer ; mais leurs bouts restent fixés au deux os voisins comme avec de la colle-forte. Le dessous des *ligaments*, la partie qui s'appuie doucement sur l'articulation, est très-libre, de sorte que le mécanisme peut agir sans être usé par le frottement.

Fig. 29.

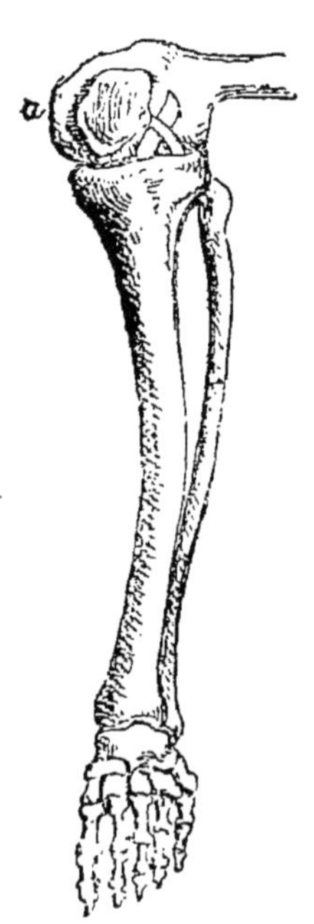

Les ligamens sontdes tissu s d'un blanc argenté, et qui

s'ils ne sont pas toujours très-épais, se rompent toujours très-difficilement. Il y en a dont la largeur ne dépasse pas celle de votre petit doigt ; d'autres — ceux du genou et de l'épaule par exemple — sont fort larges, ainsi que l'indique la figure 29.

Les Capsules articulaires.

Certains ligaments entourent complétement l'os et le tiennent enfermé ; on dirait que les extrémités des deux os sont insérées dans un cylindre très-court ou plutôt dans un petit sac ouvert des deux côtés et dont les deux bouts seraient serrés autour de chaque os. Ce genre de ligament se nomme *capsule articulaire ;* — c'est celui qui se trouve à l'épaule et à la hanche. Il serait difficile et même impossible d'énumérer tous les ligaments du corps humain. Tantôt, ils s'entremêlent dans un réseau inextricable, tantôt ils semblent se réunir au point que l'on croirait qu'il n'existe qu'une seule attache. Il nous suffira d'ajouter que le point ou l'épine dorsale se relie à la tête, l'épine dorsale elle-même sur toute sa longueur, la main et le pied sont garnis d'une quantité innombrable de ligaments de diverses formes, qui contribuent à donner plus de force et de flexibilité à chaque membre. Chacune des grandes articulations possède plusieurs attaches de ce genre ; certains anatomistes calculent que le genou seul a quatorze ligaments distincts.

L'entourage nommé *capsule articulaire* (*fig.* 30) est principalement destiné à empêcher les os de sortir de leur place ou de se disloquer ; mais il remplit une seconde mission non moins importante et qui prouve la sagesse dont le Créateur a fait preuve dans les divers détails du corps humain. Je n'entends pas établir ici une comparaison à l'avantage de l'homme, car le divin Architecte a partout montré la même prévoyance et chacun des êtres qui vivent ici-bas a atteint la perfection dans son genre.

Pourquoi les articulations ne s'usent-elles pas ?

Si vous frottez deux morceaux de sucre l'un contre l'autre, vous ne tarderez pas à les réduire en poussière. Vous êtes-vous jamais demandé ce qui empêche les articulations de vos jambes, par exemple, de s'user avec la même vitesse lorsque vous marchez ou courez pendant de longues heures ?

Celui qui a conçu l'univers est le préservateur aussi bien que le créateur de notre merveilleuse charpente. Sans une substance huileuse qui vient sans cesse *graisser* nos articulations elles ne dureraient pas longtemps. Songez un peu au frottement qui doit avoir lieu, à l'articulation du genou, entre le *fémur* et les deux os inférieurs !

Un voyageur lève chacune de ses jambes environ 1500 fois pour accomplir un trajet d'un kilomètre. S'il faisait trente kilomètres par jour dans le cours de l'année, en se reposant le dimanche, chacun de ses genoux aurait exécuté 14,085,000 mouvements ! Maintenant songez qu'il suffit de la chute incessante d'une simple goutte d'eau pour creuser un rocher. Le frottement continu des os du genou, s'ils restaient dans un état de sécheresse, les userait si bien en un seul jour que, la nuit venue, nous les entendrions grincer, et bientôt ils se trouveraient hors de service. Je ne sais même pas s'ils nous dureraient pendant une journée entière. Le fer ou l'acier le mieux trempé ne tarderait pas à s'user dans les mêmes conditions. Pourquoi donc l'articulation du genou et celles de nos autres membres résistent-ils d'avantage ? On peut bien introduire dans les machines inventées par l'homme l'huile ou la graisse sans laquelle les divers rouages ne marcheraient pas; mais il nous aurait été impossible d'appliquer un procédé pareil au mécanisme de notre corps; par bonheur, la difficulté se trouve résolue sans que nous ayons eu à nous en mêler.

La Synovie

J'ai déjà dit que beaucoup de nos articulations sont complètement entourées et comme renfermées dans un sac.

Fig. 30.

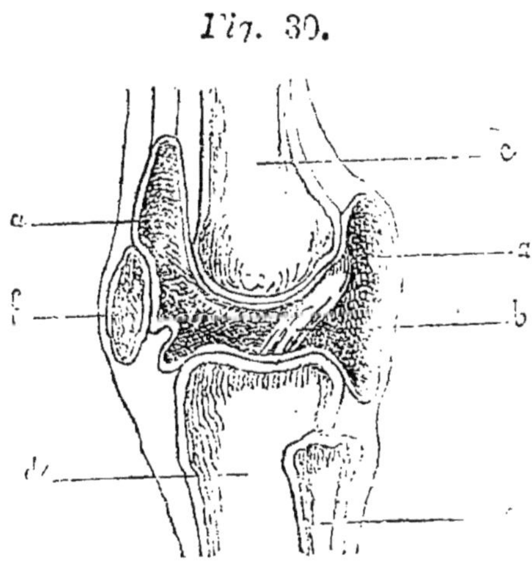

a membrane synoviale. — *b* ligament articulaire. — *c* fémur. *d* tibia. — *e* péroné. — *f* rotule.

Or, la surface inférieure des ligaments, dont se compose cet entourage, laisse sans cesse suinter une humeur nommée *synovie*, qui remplit le même office que l'huile dont on arrose nos machines à vapeur. Connaissez-vous quelque chose de plus curieux? Connaissez-vous quelque chose qui indique plus clairement la sagesse infinie du grand Architecte?

Maintenant remarquez ceci :

Tant que nous jouissons d'une bonne santé, la *synovie*, qui entretient l'humidité de l'articulation, est de la qualité et de la quantité convenables. Si nous tombons malades, il y en aura trop ou trop peu ; elle sera trop épaisse ou trop claire. Lorsque nous commettons des excès qui irritent l'estomac, la *synovie* cesse d'être aussi abondante et aussi lubrifiante. Les personnes qui abusent des liqueurs spiritueuses, dont la nourriture habituelle se compose de mets échauffants, finissent presque toujours par sentir un grincement aux genoux et aux autres articulations.

Il vaut mieux prévenir le mal que d'avoir à le guérir ; la guérison fût-elle aussi prompte que certaine. Rien de plus facile : Contentez-vous d'une nourriture simple, mangez avec modération, évitez les liqueurs fortes, travaillez régulièrement et sans excès, si vous tenez à ce que vos articulations restent en bon état.

Nous avons vu que les ligaments servent à relier les os entre eux. Cela est vrai ; mais les *tendons* (bandes qui partent de l'extrémité des muscles), sont aussi fixés aux os autour des articulations et contribuent à les rattacher. Je fournirai plus loin des détails sur d'autres parties de ces merveilleuses combinaisons qui donnent tant de solidité à nos membres sans gêner leur action.

Des Maladies des Articulations

La conformation de nos membres et la substance, grâce à laquelle les articulations agissent sans se détériorer, laissent l'homme libre d'exécuter tous les mouvements nécessaires; mais il est évident que le Créateur ne veut pas que nous abusions de cette liberté, puisque toute violence et tout excès entraînent de fâcheux résultats. Quelquefois, l'humeur nommée *synovie* se dessèche ; alors nous entendons le grincement dont j'ai parlé, le membre devient raide et incapable de se mouvoir ; quelquefois nous éprouvons une vive douleur aux articulations qui souvent se gonflent. Il est rare cependant qu'une marche trop prolongée ou un travail fatigant produise ces effets, pourvu que nous menions une vie sobre et régulière, bien que certaines causes accidentelles : — le froid, l'humidité, etc., — occasionnent parfois des rhumatismes et d'autres affections douloureuses.

CHAPITRE IX

RÉCAPITULATION

Je me propose, dans ce chapitre, de résumer ou de passer en revue ce que nous savons sur ma maison. Cette récapitulation nous sera très-utile ; elle gravera plus profondément dans notre esprit les connaissances acquises, et nous permettra d'étudier avec plus de fruit les questions qu'il nous reste à traiter.

Nombre des Os.

Le crâne, ou cette partie de la tête qui protége le cerveau, se compose de huit os différents. Il y a quatorze os dans la face, outre les trente-deux dents. Vous vous rappelez aussi les quatre osselets de chaque oreille et celui qui se trouve à la racine de la langue. La tête ne renferme donc pas moins de soixante-trois os ; le cou en a sept, mais en général on les regarde comme faisant partie de la charpente du corps, parce qu'ils forment l'extrémité supérieure de la colonne vertébrale.

Arrêtons-nous un moment pour admirer le moyen si simple et si efficace que le Créateur a imaginé pour mieux garantir le cerveau. Si le crâne, ou le coffre du cerveau, n'eût pas été divisé en plusieurs morceaux, un choc un peu violent aurait suffi pour le briser, et les accidents seraient devenus beaucoup plus dangereux sans les sutures qui doivent contribuer à diminuer l'étendue des fractures.

L'épine dorsale ou la colonne vertébrale est formée de vingt-quatre pièces, nommées vertèbres ; entre les vertèbres et les extrémités inférieures de la charpente, on compte quatre os. Puis il y a les vingt-quatre côtes (douze à gauche et douze à droite), avec le *sternum* ou l'os de la poitrine sur le devant. Vous voyez que ce que nous appelons communément le corps contient cinquante-trois os.

Le haut de la charpente, y compris les mains, les bras, la *clavicule*, l'*omoplate*, offre une série de soixante-quatre os. Les deux extrémités inférieures en renferment soixante (ou trente pour chaque jambe), outre les petits os *sésamoïdes*.

Or, si nous additionnons ces divers chiffres, nous trouverons qu'un squelette humain est un assemblage de deux cent quarante os ! Vous ne vous en seriez guère douté, en contemplant une figure humaine à l'état de repos ou en pleine activité. Vous saurez désormais qu'elle se meut au moyen de nombreuses articulations — cent quatre-vingts environ — qui rendent nécessaire la multiplicité des os. A tous les endroits où les os se rattachent (si l'on excepte les dents, les os du crâne, de la face et des hanches), ils jouissent d'une liberté d'action plus ou moins grande et peuvent se mouvoir presque simultanément.

A l'énumération qui précède, il faut ajouter les petits os sésamoïdes que l'on rencontre chez les personnes âgées, dans les pouces des mains et des pieds. La forme de ces os ressemble un peu à celle de la *rotule*, bien qu'ils soient beaucoup plus petits. Il y en a souvent deux dans la grande articulation de chacun de nos pouces, — ce qu donnerait un total de 248 os.

Quelques anatomistes portent à 260 le chiffre des os du corps humain, en comptant quatorze os sésamoïdes ; mais je dois constater que le nombre de ces os varie beaucoup selon les individus, quoique la plupart des adultes en aient quelques uns et qu'on en trouve parfois dans des parties de la charpente autres que celles que j'ai désignées. Pour ne rien omettre, je dirai que certaines personnes ont dans le crâne deux ou trois os supplémentaires de la grandeur d'un haricot, de forme irrégulière et que l'on nomme *os wormiens*.

N'oublions pas non plus que le *sternum*, ou l'os de la poitrine, les *ossa innominata* et divers autres, se composent de plusieurs pièces chez les enfants et qu'il faut souvent bien des années avant qu'ils se relient solidement.

Dans certains cas assez rares, le nombre des os dépasse même le dernier chiffre que j'ai indiqué; mais presque toujours ces exceptions sont le résultat d'une maladie. Il se forme souvent des concrétions osseuses ou crayeuses dans les membres affectés par la goutte. Parfois les cartilages et les ligaments, ainsi que de petites portions des artères (ou tubes que traverse le sang) se changent en une substance qui ressemble à celle des os. Dans d'autres maladies, les os se ramollissent et se courbent facilement, par suite du peu d'abondance de la matière terreuse dont ils sont formés en grande partie.

De temps en temps, on rencontre des personnes qui ont six doigts à chaque main et six orteils à chaque pied; mais ces appendices supplémentaires ne renferment pas toujours des os.

Le Squelette.

L'assemblage des os d'un être humain ou d'un animal vertébré, rattachés à l'aide de fils métalliques, forme un *squelette*.

Fig. 31.

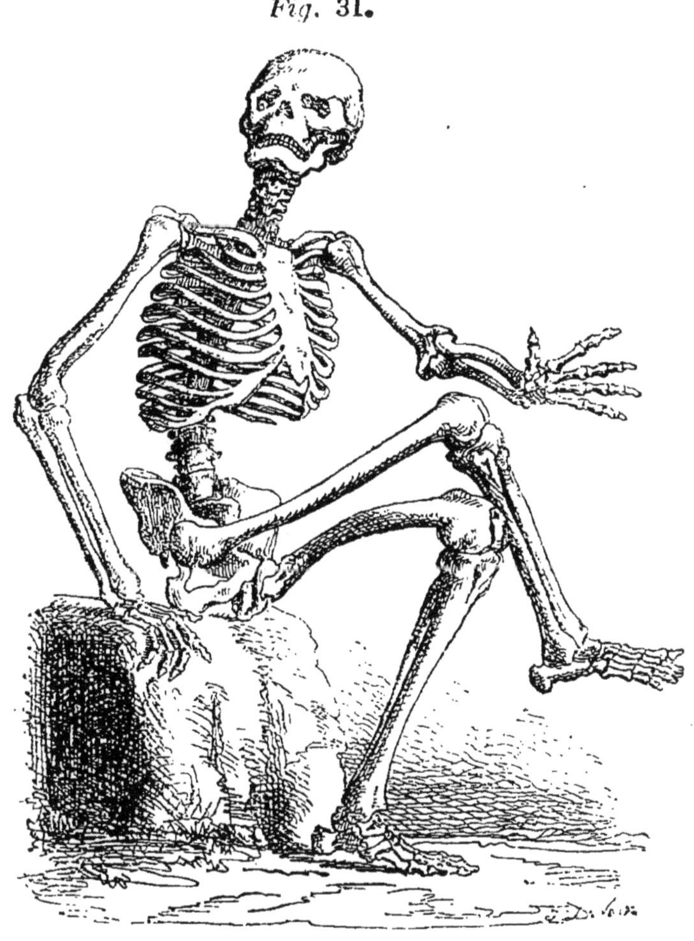

Il existe un autre genre de squelette; mais il est moins commun et plus difficile à étudier. Pour le préparer, on enlève les parties molles du corps, de façon à ne laisser que les ligaments qui adhèrent aux os. On lui donne le nom de *squelette naturel* pour le distinguer du premier, appelé *squelette artificiel.*

La figure 31 represente le squelette humain, maintenu au moyen de fils de cuivre, selon la méthode adoptée par la plupart de nos préparateurs. L'artiste nous montre la charpente de la maison que j'habite sous un autre aspect que celui que vous avez vu précédemment.

L'Anatomie.

L'étude spéciale de la forme et de la nature des os se nomme *ostéologie ;* l'étude spéciale des muscles se nomme *myologie.* Bref, on a inventé un mot pour désigner l'étude isolée de chacune des parties du corps humain. Mais les gens qui cherchent à s'instruire, ne se contentent pas de connaître telle ou telle partie ; ils veulent aussi savoir comment sont faits les poumons, les artères, le cerveau, etc. Par conséquent, il fallait une expression pour dénoter l'ensemble de leurs travaux. On dit donc de ceux qui examinent le corps humain, avec ses muscles, ses os, ses tendons, ses nerfs, ses veines — tel qu'il apparaît lorsque l'âme l'abandonne — qu'ils se livrent à l'étude de l'*anatomie.*

La Physiologie.

La *physiologie* embrasse quelque chose de plus que tout cela. C'est l'étude de l'animal vivant. Elle nous apprend comment fonctionnent le cœur, l'œil, l'oreille, les muscles et les autres parties du corps humain. David, le psalmiste inspiré, méditant sur la conformation merveilleuse de sa personne, s'écriait : « je suis fait d'une si étrange et si admirable façon ! » Cependant le roi David n'avait jamais eu l'occasion de voir un squelette complet ou de se renseigner sur le mécanisme intérieur du corps humain ; car, à l'époque où il vivait, on aurait cru commettre une profanation en se livrant à des recherches anatomiques sur le cadavre d'un de ses semblables, et l'on se bornait à examiner le corps des autres animaux. Aussi, un grand nombre de termes techniques qui, aujourd'hui, nous semblent mal choisis ou erronés, étaient-ils beaucoup plus justes et d'une analogie plus frappante au moment où l'on a commencé à s'en servir.

Il y a déjà longtemps que nous sommes habitués à regarder comme une chose non seulement permise, mais nécessaire et recommandable la dissection du corps humain. En effet, c'est là le seul moyen de saisir la cause des désordres qui ont amené la mort et de se mettre à même de les prévenir. Une connaissance approfondie des différentes branches de l'anatomie, de la physiologie et de la pathologie est indispensable à ceux qui entreprennent de guérir et de soulager les nombreuses maladies auxquelles l'humanité se trouve exposée.

Je vais profiter de l'occasion pour définir les trois termes scientifiques dont je viens de me servir.

Par le mot *anatomie*, on entend l'étude du nombre, des formes, de l'agencement, de la structure des corps organisés.

La *physiologie* a pour but la connaissance des fonctions

que les diverses parties du corps accomplissent à l'état de santé.

La *pathologie* est la science qui traite des désordres qui surviennent dans nos organes ou dans les fonctions que ces organes sont destinés à remplir.

Dans cet ouvrage, j'ai voulu vous donner quelques notions sur l'anatomie et la physiologie; mais la pathologie n'entre pas dans le cadre que je me suis tracé; elle ne saurait d'ailleurs intéresser la généralité de mes lecteurs. Jusqu'à présent, je me suis surtout occupé d'anatomie; dans les chapitres qui suivent, la physiologie jouera le principal rôle, sans exclure le sujet par lequel j'ai débuté. Je décrirai la structure de telle ou telle partie du corps humain et j'indiquerai en même temps ses fonctions. Grâce à cette méthode, nous arriverons, je l'espère, à nous former une idée assez correcte de la maison que j'habite.

Les Os et les Coquillages.

Avant de passer à un autre chapitre, je vous rappellerai que les os des animaux inférieurs sont d'une grande utilité dans les arts industriels. Sauf de rares exceptions, les ossements humains tombent en poussière dans la tombe où on les a déposés; mais ceux des quadrupèdes servent à fabriquer une quantité d'objets d'un usage journalier, tels que des manches de couteau, et la chimie nous apprend à en tirer beaucoup de produits précieux. Les os pulvérisés font un excellent engrais et favorisent ainsi la croissance des végétaux nécessaires à l'entretien de la vie des animaux. C'est là une de ces lois de la nature que l'on ne saurait trop admirer.

L'ivoire n'est qu'une autre espèce d'os, car ce sont les dents de l'éléphant qui nous le fournissent. La baleine, cette substance flexible dont vous n'ignorez pas l'utilité, provient des fanons qui garnissent les formidables mâchoires des cétacés. Avec la corne de divers quadrupèdes on fabrique des peignes, des boutons, etc., tandis que la carapace de la tortue et celle d'une certaine espèce d'huître, nous fournissent l'écaille et la nacre.

Les coquillages et les os des animaux servent non-seulement à consolider les parties molles, mais à les protéger. Que deviendraient la tortue, le homard, le crabe, l'huître et d'autres animaux, s'ils n'étaient recouverts d'un bouclier? Les parties molles du corps humain les plus essentielles à la vie, — le cerveau, la moelle épinière, les poumons, le cœur et le foie — sont défendus de la même façon par la charpente solide qui les entoure.

Or, il entre une certaine proportion de chaux dans la coquille de tous les animaux. La différence qui existe entre les os de l'homme et l'écaille de la tortue ou du homard n'est pas aussi grande qu'on pourrait le supposer. La couleur ne prouve rien; car il y a beaucoup de chaux dans l'écaille du homard; celle de la tortue en contient bien moins et la corne n'en contient que très-peu. Les os, ainsi que je l'ai déjà dit, sont composés en grande partie de cette substance.

CHAPITRE X

L'EXTÉRIEUR DE MA MAISON

L'extérieur de la maison que j'habite ne ressemble guère à celui des autres habitations. Toutes les parties en sont plus ou moins arrondies. On dirait que le divin Architecte regarde la rondeur comme une beauté et les formes anguleuses ou carrées comme une difformité. Les architectes humains paraissent, au contraire, n'admirer et ne prodiguer que la ligne droite. En effet, non-seulement les angles droits et les carrés dominent partout dans les édifices qu'ils construisent, mais on dispose des villes entières d'après le même principe lorsque cela est possible. Les rues de New-York, par exemple, offrent une succession de carrés, et il faut convenir que rien n'est plus monotone et plus disgracieux.

Le périoste.

La structure de ma maison est bien différente. Chacun des os de la charpente, comme pour rendre impossibles les rugosités et les angles, est délicatement recouvert d'une très-mince substance membraneuse, nommée le *périoste*, (dérivé des mots grecs περι, autour, et οστεον, os). L'utilité de cette enveloppe blanche et résistante est évidente. Les demeures que bâtit la main des hommes sont stationnaires, elles ne doivent plus bouger de la place où on les a élevées, tandis que la charpente est presque toutes les parties du corps humain sont destinées à se mouvoir. Or, afin d'empêcher ces parties de s'user, il était essentiel de les arrondir et d'employer tous les moyens possibles pour diminuer l'effet du frottement. Le *périoste* remplit d'ailleurs une autre fonction fort importante ; il est chargé de transmettre la nourriture et la vitalité dans l'intérieur même de l'os qu'il entoure, au moyen d'innombrables petits vaisseaux sanguins qui parcourent sa surface.

Par-dessus la membrane qui revêt chaque os (1) se trouvent les muscles avec leurs tendons. En général, ce sont les muscles qui donnent de la rondeur à nos membres ; la plupart sont posés sur les os mêmes, surtout sur les os longs ; mais quelques uns s'étendent entre deux os. Vous aurez remarqué que le plus grand nombre de nos os sont moins gros au centre qu'à leurs extrémités ; mais les muscles sont presque toujours formés d'après un système opposé, ils sont plus épais vers le milieu et vont s'amincissant de chaque côté.

Le bras nous offre un exemple frappant de cette disposition. Les os de ce membre, tels qu'on les voit dans le squelette, sont si gros aux extrémités et si minces au milieu

(1) Pour être exact, il faut faire exception des dents qui, à leur sortie de la gencive, sont protégées par leur émail. Là, une membrane aussi mince que le *périoste* ne servirait pas à grand'chose ; car le travail de la mastication laisserait bientôt à nu la partie osseuse des dents, si elles n'étaient pas protégées par une enveloppe plus solide. Aux extrémités des os, aux endroits où ils se frottent les uns contre les autres, c'est-à-dire aux articulations, le *périoste* et le cartilage disparaissent pour faire place à une substance blanche, tant soit peu élastique.

que cette portion de notre charpente semble presque laide. Mais lorsque nous la voyons revêtue de muscles et recouverte par la peau, elle est admirablement proportionnée. Le coude alors n'a guère plus d'épaisseur que le reste du bras, au-dessus et au-dessous de l'articulation. Cela tient à la forme des muscles qui, ainsi que je vous l'ai dit, s'amincissent à mesure qu'ils se rapprochent des articulations où ils sont terminés par des tendons.

Mais avant d'aller plus loin, je dois vous expliquer ce que c'est qu'un *muscle* et un *tendon.*

Les Muscles.

Les muscles forment la chair ou plutôt la partie maigre de la chair. Ils ont une couleur rougeâtre, ainsi que vous l'avez sans doute remarqué. Cette couleur provient du sang qui non-seulement les parcourt dans toutes les directions à travers les veines et les artères, mais colore la substance entière. Nous savons qu'il en est ainsi parce que dans un morceau de viande trempé, bouilli et préparé pour la table, la rougeur des muscles cesse d'être aussi apparente.

Les Tendons.

Quelques uns des muscles se rattachent directement aux os et y jettent pour ainsi dire des racines ; le *périoste* semble alors remplir l'office d'une sorte de glu destinée à cimenter le muscle et l'os. Mais en général les muscles, au lieu de se relier aux os, se terminent à chaque extrémité par un ou plusieurs *tendons.* Ces cordons fibreux, d'un blanc luisant, plus ou moins longs, quelquefois ronds, plus souvent aplatis, sont des attaches très-résistantes ; lorsqu'on les a convenablement préparés, ils sont aussi difficiles à rompre qu'une lanière de cuir. La plupart des muscles se terminent donc par des tendons qui les relient à l'os, quoi qu'il y en ait qui adhèrent à l'os même par l'une de leurs extrémités sans l'intervention des tendons.

Structure des Muscles.

Les muscles se composent d'une substance fibreuse. Vous avez probablement remarqué qu'une pièce de bœuf, bien bouilli, a une apparence filamenteuse ; mais les muscles ne se distinguent pas aisément après la cuisson. Un morceau de viande, tel qu'on le livre pour notre table, est coupé de façon à comprendre des fragments de divers muscles, que le boucher aurait pu sans se donner beaucoup de peine, retirer un à un. Lorsque la cuisinière a rempli sa tâche une division de ce genre devient plus difficile, car le tout paraît former une masse presque homogène. Or, ce qui est possible pour un gigot de mouton, par exemple, ne l'est pas moins lorsqu'il s'agit d'un morceau de chair détachée d'une jambe humaine. Les nombreux muscles qui ont un aspect si compacte sont réunis les uns aux autres au moyen de ce qu'on nomme la *substance cellulaire*, sorte de membrane dont j'aurai l'occasion de parler plus tard. Les diverses fibres dont se compose chaque muscle sont également reliées entre elles par cette espèce de membrane cellulaire.

Vous voyez donc que les masses de chair que l'on retire

du corps d'un animal pour notre nourriture sont formées d'un certain nombre des muscles maintenus ensemble à l'aide d'une membrane cellulaire et qui ne sont pourtant pas serrés au point de ne pouvoir glisser un peu les uns sur les autres. De même, chacun des muscles se compose d'une multitude de fibres rattachées à l'aide d'une membrane. Beaucoup d'anatomistes pensent même que chaque fibre est une réunion d'une quantité de petites fibres tellement menues qu'on ne saurait les distinguer à l'œil nu.

Le nombre des muscles que renferme le corps humain est très-considérable.

On ne s'accorde pas sur le chiffre. En effet, tel savant ne compte qu'un seul muscle là où son confrère en compte deux (car il y a des muscles qui ont l'air d'être doubles), tandis que d'autres sont si petits que certains anatomistes ne les comptent pas du tout. Les muscles, en général, sont rangés par paires ; c'est-à-dire qu'il existe, à quelques exceptions près, un muscle correspondant de chaque côté du corps humain. Leur chiffre ne peut guère s'évaluer à moins de 450 et il y a des écrivains que le portent à plus de 520.

J'ai dit que beaucoup de nos muscles se terminent par une petite attache d'un blanc luisant nommée *tendon* ; quelquefois ils se terminent par deux tendons. Le *biceps* (1) *brachial* (*fig.* 32)qui s'étend sur la partie antérieure du bras, se rattache à l'*omoplate* (ou *os de l'épaule*) au moyen de deux tendons séparés (*a b*) tandis que ce

(1) Dérivé de *bi*, deux et *caput*, tête.

Fig. 32.

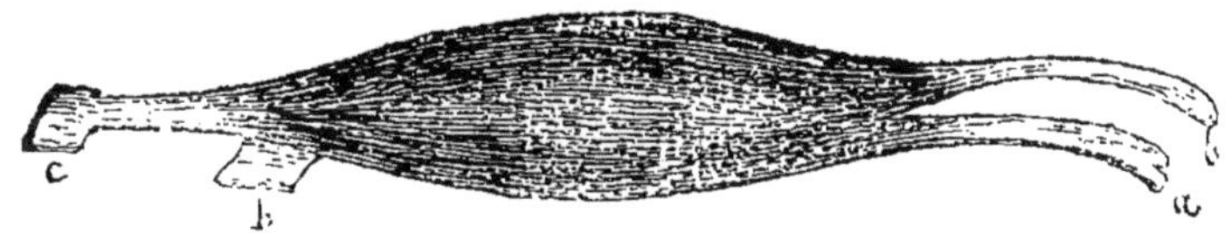

même muscle ne tient au haut du *radius* (un des deux os de l'avant-bras) que par un seul tendon (*c*).

La figure ci-jointe vous donnera une idée assez exacte de la forme du muscle dont je viens de parler, aussi bien que de celle des muscles et des tendons en général. Vous remarquerez, vers l'extrémité inférieure du dessin, une saillie carrée (*d*). Cette saillie représente une partie de l'*expansion tendineuse* qui va rejoindre les autres muscles de l'avant-bras et sert à les relier.

Les muscles garnis d'un double *tendon* sont rares, et parmi ceux qui se trouvent dans ce cas, il en est peu où cette singularité soit aussi marquée que dans le *biceps*.

L'action des muscles.

En face de l'église de saint Pierre à Rome, s'élève un obélisque en granit rose, qui a plus de cent vingt pieds de haut. Ce fut l'empereur Caligula qui donna l'ordre de transporter ce monument des bords du Nil jusqu'à la ville éternelle. L'énorme bloc de pierre resta longtemps à moitié enfoui dans le sol à l'endroit où on l'avait déposé. Il y a environ deux cent cinquante ans, le pape Pie V réussit à le faire déterrer. On n'arriva à ce résultat qu'en employant un mécanisme composé de quarante et une pièces aussi solides que compliquées, huit cents ouvriers et cent soixante chevaux. Il fallut ensuite quatre mois d'efforts pour le traîner à l'emplacement qu'il occupe aujourd'hui, c'est-à-dire à une distance d'environ huit cents pieds.

Cette tâche accomplie, il s'agissait de redresser l'obélisque et de le poser sur un beau piédestal, flanqué de quatre lions, que l'on avait préparé pour le recevoir. Au moyen de puissantes machines et de solides cordages, on finit par hisser l'extrémité inférieure de la colonne sur ce piédestal ; mais au moment où elle avait atteint une position presque perpendiculaire, au moment où l'on se flattait de la mettre debout, tout demeura en suspens. Le poids de l'énorme masse de granit avait tendu les câbles beaucoup plus qu'on ne s'y était attendu.

Que faire? Fontana, qui dirigeait les travaux, avait ordonné à ses ouvriers de garder le silence le plus absolu ; ils se tenaient donc immobiles, prêts à agir, interrogeant du regard l'architecte embarrassé. Tout à coup, un matelot qui se trouvait là par hasard, cria : « Mouillez les cordes! » On suivit ce conseil. Alors, à la grande surprise, à la grande joie des spectateurs, les câbles se raccourcirent suffisamment pour redresser l'obélisque sur le piédestal où on l'admire depuis près de deux cent cinquante ans.

Vous vous demandez sans doute quel rapport il y a entre cette anecdote et le sujet qui nous occupe. Je vais vous le dire. C'est grâce à l'action de nos muscles que nous faisons agir notre tête et nos membres ; c'est grâce à l'action de nos muscles que nous sommes en état de marcher et de courir. En un mot, tous nos mouvements, ceux qui exigent le plus d'énergie comme ceux qui ne demandent qu'un simple effort, s'accomplissent à l'aide de nos muscles.

Ce mouvement, que l'on nomme *mouvement musculaire*, s'effectue par la contraction et le relâchement alternés d'un ou de plusieurs des muscles qui agissent ensemble ou isolément. Comme les extrémités des muscles qui font mouvoir nos membres se rattachent presque toujours à deux os différents, dès que les muscles se contractent par un effort de notre volonté, ils tirent naturellement l'un vers l'autre les os auxquels ils sont reliés. Si les muscles placés entre l'épaule et le coude se raccourcissent par suite de la contraction, il faut bien que l'épaule fléchisse vers le coude ou que le bras au-dessus du coude se relève vers l'épaule. Les muscles ne sont pas capables d'une grande contraction ; mais si l'on considère leur longueur relative, on reconnaît qu'ils peuvent se raccourcir beaucoup plus qu'une corde mouillée.

Afin de mieux expliquer l'action des muscles, j'ai besoin d'une autre illustration. Voici un dessin du bras droit (*fig.* 33) où l'artiste n'a représenté que le muscle dont je viens de parler (le *biceps*) et une partie de la peau. On y montre ce muscle contracté de facon à ramener le bras aussi près que possible de l'épaule, et vous remarquez combien le *biceps* devient gros vers le milieu lorsqu'il accomplit un mouvement de ce genre.

Un muscle, sous un certain rapport, ne se contracte pas de la même manière qu'une corde. En effet, lorsque cette dernière se raccourcit, elle grossit d'une façon uniforme d'un bout à l'autre; au contraire, quand un muscle se contracte pour redresser un membre, il se gonfle surtout

Fig. 33.

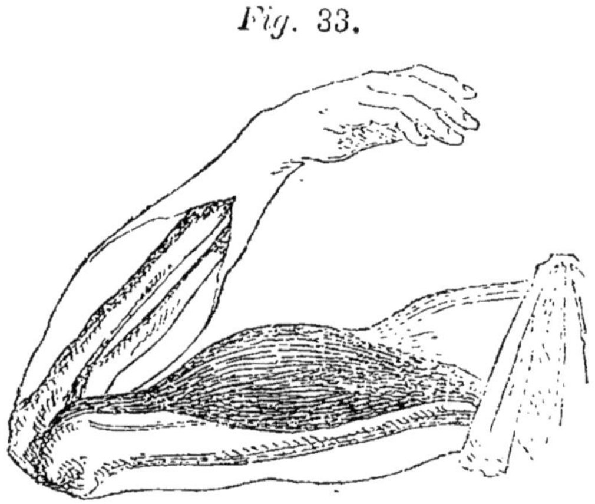

au centre. Quelques muscles ne se gonflent pas autant que le *biceps*, mais tous grossissent plus ou moins dès qu'ils font mouvoir une partie du corps.

Peut-être ne comprenez-vous pas encore comment la contraction d'un muscle suffit pour nous permettre de lever le bras. Je vais tâcher d'être plus explicite.

Nous supposerons que je suis assis devant une table, le bras étendu sur un pupitre et aussi inerte qu'un morceau de bois. Qu'arrive-t-il lorsque je veux porter ma main à ma tête? Si un bout de corde sèche se trouvait attaché d'un côté à mon épaule et de l'autre à ma main et qu'on le mouillât, il se contracterait bien un peu, sans pourtant soulever la main à une grande hauteur au-dessus de la table.

Mais imaginez une corde dont l'extrémité inférieure serait attachée au milieu de mon bras et qui se raccourcirait tout d'un coup. Il est clair que ma main s'élèverait plus haut que la première fois, le coude restant à la même place. Cela ne suffirait certainement pas pour amener la main à la hauteur de la tête, — elle s'arrêterait même à moitié chemin. Mais figurez-vous l'extrémité inférieure de cette corde fixée encore plus près du coude, et il devient évident que son action soulèvera davantage la main.

Or, l'extrémité ou le *tendon* du principal muscle qui se contracte, afin de ramener le bras vers la tête, est attachée au bras *au-dessous* et tout près du coude, de sorte qu'en se rétrécissant d'un pouce, il peut soulever la main jusqu'à la tête. Si vous posez votre main gauche sur votre bras droit, vous sentirez la contraction et vous verrez en même temps les muscles se gonfler.

Si l'extrémité inférieure du tendon du *biceps* se trouvait attachée plus bas, c'est-à-dire plus loin du coude, il ressortirait au point de produire un effet aussi singulier que peu commode chaque fois qu'on laverait le bras ; ou bien, il aurait fallu le maintenir en entourant le coude d'une bande, ce qui eût été fort gênant. Le tendon, tel qu'il est disposé, forme une légère saillie, ainsi que vous vous en apercevez si vous placez la main sur votre bras (ou au-dessous de votre genou quand vous ployez la jambe); mais tout le mécanisme a été si admirablement conçu par le Créateur que nos membres conservent à la fois leur utilité et la beauté de leurs formes.

Il ne faudrait pas croire que lorsque nous ployons le bras, le *biceps* seul se trouve en jeu. Loin de là ; presque tous les mouvements du corps exigent l'action d'un grand nombre de muscles. Rien que pour remuer la main, nous en faisons agir près de quarante, et dans le bras entier on n'en compte guère moins de cent.

J'ai dit qu'un muscle n'agit que par contraction ; bientôt l'effet de l'action énergique cesse et le membre ou l'articulation qu'il a fait mouvoir retombe indolemment dans la position qu'ils occupaient à l'état de repos. Mais pour les besoins de la vie, une contraction et un relâchement rapides et alternés de certaines séries de muscles sont souvent indispensables ; c'est pour cela que la plupart des muscles sont pourvus de muscles *antagonistes*, c'est-à-dire que chaque muscle qui sert à un mouvement *contractile* a généralement, du côté opposé du membre où il se trouve, un muscle agissant en sens contraire qui contribue non-seulement à rétablir l'équilibre dérangé, mais produit un mouvement d'*extension* d'une force égale. Ces deux séries de muscles sont nommées *fléchisseurs* et *extenseurs*.

Afin d'être plus clair, je prendrai pour exemple le *biceps*. Ce muscle puissant agit de concert avec un muscle contractile nommé *brachialis internus*, situé sur la partie antérieure du bras, pour ployer le coude. Lorsqu'ils ont dépensé toute leur force, le bras retomberait lentement; mais nous avons derrière l'*humerus* une série de muscles dont la contraction subite nous permet d'allonger le bras avec autant de vigueur et de rapidité que les autres en ont mis à le ployer.

Si vous examinez un squelette, vous verrez quelles saillies forment les os à l'endroit des articulations, quelles rugosités présentent l'épine dorsale et un grand nombre des os plats. Or, des centaines de muscles cachent ces saillies, comblent les espaces vides, recouvrent les rugosités et produisent ces surfaces lisses et arrondies qu'offre un corps humain en bonne santé.

La Graisse.

Mais je ne voudrais pas vous donner à penser que les muscles et les tendons suffisent au *remplissage* de la maison que j'habite. Il n'en est rien. Sous la peau qui enveloppe le tout et qui sera décrite dans le prochain chapitre, il y a une certaine quantité de graisse entre les muscles. Cette graisse se trouve renfermée dans de petites vésicules formant le tissu adipeux. Les cellules adipeuses généralement arrondies, ne sont visibles qu'au microscope, leurs parois transparentes laissent apercevoir la couleur jaunâtre de la graisse et leur réunion donne des masses de un à six millimètres de diamètre. La graisse représente ordinairement la vingtième partie du poids du corps ; mais elle varie beaucoup selon les individus. Il importe de prendre assez d'exercice pour empêcher la substance adipeuse de s'accumuler ; car chez l'homme aussi bien que chez les autres animaux, une grande quantité de graisse indique un état maladif.

Réflexions.

Nous voyons donc que les muscles et les tendons contribuent à embellir notre charpente et à faciliter le mouvement isolé ou simultané de diverses parties du corps. Sans ces muscles et ces tendons si sagement répartis, nous serions moins capables que les brutes de pourvoir à nos besoins et nous deviendrions les plus malheureux des animaux.

Grâce au grand nombre de muscles que nous possédons,

nous sommes à même de multiplier nos mouvements. Il ne faut pas oublier qu'ils nous servent non-seulement à mouvoir la tête, les bras, les mains, les doigts, le dos, les jambes, etc.; mais aident aussi les poumons et le cœur à remplir leurs importantes fonctions. Notons ici que le jeu de la respiration est trop souvent gêné par l'imprudence ou l'ignorance de certaines personnes qui s'obstinent à porter des vêtements qui serrent outre mesure la poitrine. En outre, c'est surtout l'action des muscles qui nous permet de mâcher et d'avaler, de parler, de chanter, de pleurer ou de rire.

Les muscles ont d'autres fonctions que celles que je viens de désigner, mais le lecteur aurait assez de peine à comprendre les explications que je pourrais lui donner à cet égard avant d'avoir appris quelque chose sur la nature et la circulation du sang.

CHAPITRE XI

L'EXTÉRIEUR DE MA MAISON

La Peau. — Le Derme.

Ma maison est presque entièrement recouverte d'une matière membraneuse dense, épaisse et flexible que l'on nomme la peau. La peau se divise en deux couches dont la seconde, c'est-à-dire la plus profonde, appelée *derme*, offre l'aspect d'un tissu blanc, souple, capable de s'étendre et de se contracter, mais très-résistant, où l'on voit une multitude de fibres qui s'entrecroisent dans toutes les directions, comme les poils d'un chapeau mal brossé. Cette couche représente la principale partie de la peau, la *vera cutis* (vraie peau) ou *derme* des anatomistes. Le derme se trouve traversé par tant de vaisseaux sanguins et de nerfs qu'il semble ne pas se composer d'autre chose. Sur la surface externe que recouvre une seconde couche membraneuse nommée l'*épiderme*, les nerfs se développent un peu et forment de petites séries de saillies rougeâtres. Ces saillies ou *papilles nerveuses* sont très-visibles sur la langue, aux bords des lèvres, sur la paume des mains, à l'extrémité des doigts et sur la plante des pieds. Bien qu'elles soient plus abondantes sur ces points, toute la peau en est semée ; vu leur nombre et leur sensibilité extrême, on a vu en elles les principaux organes du toucher. Les vaisseaux sanguins et les nerfs qui aboutissent à la peau sont si nombreux, qu'il est impossible d'enfoncer une aiguille dans l'épiderme sans faire couler le sang et sans causer de la douleur, deux effets qui démontrent que l'on a lésé un vaisseau sanguin ou irrité un nerf.

C'est le *derme* des bœufs, des cerfs, des moutons et d'autres animaux que nos industriels emploient pour préparer le cuir. Ils commencent par enlever le poil et gratter les couches supérieures du tégument; il ne reste plus alors que le derme que l'on soumet ensuite à divers procédés. Mais le cuir ne se compose pas seulement de cette peau ; car le *tannin*, principe actif que renferme l'écorce du chêne et dont se servent les mégissiers, se combine avec le cuir brut dont il resserre les fibres et l'empêche de se corrompre.

Couleur de la Peau.

Les parties de la peau que nous avons décrites jusqu'à présent, ont exactement la même couleur chez tous les hommes, qu'ils soient blancs, rouges ou noirs. Mais il existe, tendue sur le derme, et sous la surface extérieure de la peau (que nous décrirons plus loin), il existe une matière molle, assez semblable à de la gelée, qui détermine la couleur de chaque individu. Cette matière colorante est noire chez le nègre d'Afrique, rouge ou cuivrée chez l'indien d'Amérique, jaune chez l'Asiatique, et blanche chez l'Européen. Chez les mulâtres, elle affecte naturellement plusieurs nuances. Vous voyez donc à quoi tient la variété de couleurs que l'on remarque chez les différentes familles de la race humaine.

Il y a lieu de s'étonner de l'ignorance générale qui règne au sujet de la couleur de la peau. Beaucoup de personnes n'ont jamais réfléchi à cette question. D'autres s'imaginent que la masse entière de notre corps a la nuance qu'indique le teint de notre visage ; d'autres supposent que la couleur est dans le sang ; d'autres enfin croient qu'elle se trouve dans le derme ou, si vous voulez, dans le cuir. Mais nous savons maintenant qu'ils se trompent tous également, que le derme ou la peau proprement dite est d'un tissu et d'une nuance identiques chez tous les membres de la race humaine.

Nous pouvons rester convaincus que cette matière colorante contribue d'une façon quelconque à notre bien-être, quoique les savants n'aient pas encore réussi à découvrir sa raison d'être. Chez le nègre, elle est non-seulement plus foncée, mais plus dense que chez les autres peuples ; et chez les Européens eux-mêmes, son épaisseur varie sur différentes parties du corps de chaque individu.

Les nombreuses conjectures auxquelles on s'est livré à propos de l'utilité du *pigment*, — c'est ainsi que se nomme cette matière colorante — n'ont abouti à aucune connaissance positive. Nous savons, il est vrai, qu'une peau noire garde la chaleur moins longtemps qu'une peau blanche, et convient mieux par conséquent aux habitants d'un climat tropical ; mais cette explication ne suffit pas, puisque nous rencontrons dans différents pays, sous la même latitude, des indigènes dont le teint varie depuis le noir le plus foncé jusqu'à une nuance presque aussi claire que celle d'un Européen.

Albinisme. — Taches de rousseur.

Je noterai ici un fait qui mérite d'être cité : Parfois, un nègre ou un indien à peau-rouge change de couleur. On voit alors apparaître sur un de leurs membres des points blancs qui se développent et finissent par envahir tout le corps. Ces phénomènes, assez rares du reste, ont été attribués à tort à une maladie qui ressemblerait sous certains rapports à la lèpre. On a cru d'abord que les anomalies de ce genre ne se manifestaient que chez les nègres ; mais il y a des cas d'*albinisme* partiel ou complet chez tous les peuples. Il existe même des *albinos* de naissance, dont l'étrange aspect n'est dû qu'à une diminution ou à l'absence du pigment. Les *albinos*, vous le savez sans doute, ont le teint et les cheveux couleur de lait, avec des yeux qui rappellent ceux d'un lapin blanc.

C'est une surabondance de pigment qui produit les taches de rousseur et quelques-unes de ces marques que l'on nomme vulgairement des *envies*.

L'Epiderme.

J'ai déjà dit que la peau se compose de plusieurs couches distinctes que l'anatomiste peut séparer les unes des autres. J'ai déjà décrit les deux couches inférieures, il ne me reste donc qu'à parler de la troisième qui forme l'enveloppe extérieure de notre corps.

Cette membrane, à moitié transparente qui recouvre partout le pigment et le derme, est fort mince. Il adhère d'un côté à la surface sous jacente; mais il suffit d'y laisser tomber de l'eau bouillante, ou d'y appliquer une substance vésicante pour provoquer des ampoules qui permettent de la détacher. Vous le savez sans doute par expérience, car les brûlures sont choses trop communes. Beaucoup de maladies font aussi tomber l'épiderme ; et dans l'un comme dans l'autre cas, la nature se charge de remplacer presque aussitôt par une nouvelle pièce de la même étoffe la partie détruite.

Arrêtons-nous un moment pour admirer encore une fois la sagesse et la bonté du divin Architecte. La facilité avec laquelle l'épiderme se reproduit à la suite d'un accident ou d'une maladie tient vraiment du miracle; il repousse avec tant de vitesse qne l'on serait tenté de croire qu'il se trouvait tout formé sous la première enveloppe, qu'il la remplace comme nos secondes dents remplacent les dents de lait. Mais il n'en est rien. L'épiderme de rechange ne se reforme jamais avant que l'étoffe entamée soit morte ou ait été arrachée.

S'il en était autrement, à quels inconvénients nous exposerait la moindre blessure ! Il suffirait du plus léger accident pour nous obliger à renoncer à nos occupations habituelles.

Remarquons qu'en pareil cas la sobriété porte avec elle sa récompense. Une simple déchirure de la peau, qui se guérit promptement chez un individu dont l'existence est régulière, se transforme en plaie douloureuse, et fait souvent souffrir pendant des années un malheureux adonné à l'intempérance.

Le pigment se renouvelle avec la même rapidité que l'épiderme ; tandis que le derme, une fois détruit, ne repousse plus. Voilà pourquoi une blessure profonde laisse une cicatrice. Aucune marque n'indique les points où une portion de l'épiderme a été remplacée; mais le derme, étant une matière plus organique, ne se montre pas d'aussi bonne composition. La partie endommagée est remplacée par une substance résistante, assez semblable en apparence à la substance primitive, qui ne remplit cependant pas les fonctions du derme.

L'épaisseur de l'épiderme, moins considérable que celle du derme, semble adaptée à la partie du corps que la membrane doit protéger. Même, chez les nouveaux-nés, il est plus épais à la paume des mains et à la plante des pieds que partout ailleurs. Plus tard, il acquiert une grande épaisseur à ces endroits, pour peu que l'on marche beaucoup ou qu'on se livre à des travaux manuels.

Pour se former une idée de la nature de l'épiderme, vous ne pourrez rien faire de mieux que d'examiner un morceau qui se sera détaché par hasard du corps. Vous admirerez alors la délicatesse de cette membrane. Elle vous paraîtra bien moins fine si elle a été soulevée par une ampoule artificielle; car l'application d'une matière vésicante laisse l'épiderme imbibé de *serum* (portion aqueuse du sang), au point de lui donner une épaisseur qui empêche de voir la matière colorante. En effet, à l'état normal, il est cinquante fois plus mince que lorsqu'il recouvre une ampoule.

L'examen à l'œil nu suffit pour donner une notion assez exacte de cette membrane; mais si on l'examine à l'aide d'un microscope, on reconnaît que sa structure offre une apparence qui ressemble beaucoup à celle des écailles de poisson.

Les Ongles.

C'est ici qu'il convient de parler de deux dépendances de la peau : les ongles et les cheveux.

L'ongle (*unguis* en latin) est une lame cornée, diaphane, flexible, qui protège la dernière phalange des doigts et des orteils. Les anatomistes le divisent en trois parties : la racine, cachée dans un sillon de la peau ; — le corps, qui adhère à la phalange, — et l'extrémité libre, légèrement recourbée, oùl'ongle a le plus d'épaisseur. Le bas du *corps*, où vous remarquerez une sorte de croissant, moins rose que le reste de l'ongle, se nomme *lunule;* la différence de couleur provient de la transparence de la substance cornée qui permet de voir la nuance de la peau. Les ongles, armure destinée à défendre l'extrémité des doigts et des orteils, ne sont pas doués de sensibilité, bien qu'ils repoussent continuellement, grâce à une sécrétion du derme. On n'y découvre ni vaisseaux ni nerfs. Il faut au moins dix semaines pour qu'un ongle arraché se reproduise. Leur tissu est de la même nature que celui des sabots et des cornes des quadrupèdes ; il renferme un peu de phosphate de chaux, c'est ce qui les rend cassants.

Les Cheveux.

Les cheveux se trouvent en plus ou moins grande quantité sur les diverses parties du corps, à l'exception de la paume des mains et de la plante des pieds ; mais ils abondent surtout sur la tête. Ils composent, comme vous le savez, les cils, les sourcils et la barbe. Selon le chimiste Vauquelin, ils sont formés d'une substance animale, d'un peu d'huile blanche concrète, d'une huile noirâtre, de fer, d'oxyde de manganèse, de phosphate et de carbonate de chaux, de silice et de soufre. Les anatomistes divisent chaque filament en trois parties : la racine, le corps et la pointe. La racine, blanche, transparente, renflée, pousse dans une petite bulle plantée dans le derme, et à la surface de laquelle circulent les vaisseaux sanguins chargés de la nourrir. La tige est un tube corné, presque incolore et transparent, qui renferme une substance colorée. Au moyen du microscope, on reconnaît aisément l'existence d'un canal intérieur dans les cheveux et dans les poils de la barbe. De même que les ongles, les cheveux sont dépourvus de veines et de nerfs. Il existe des rapports évidents entre la couleur des cheveux et celle de la peau et des yeux ; en général, les cheveux blonds sont accompagnés d'yeux bleus et d'un teint clair, tandis que les personnes à teint brun ont des yeux et des cheveux d'une nuance foncée.

Le cuir chevelu est sujet à plus d'une maladie dont on retrouverait presque toujours la cause dans le défaut de propreté. Par exemple, les paysans polonais et hongrois souffrent souvent de la *plica polonica*, qui produit une horrible agglomération des cheveux, et leur prouve trop tard l'utilité du peigne. L'emploi de ce petit instrument est d'ailleurs indispensable pour combattre les invasions d'un parasite que la politesse me défend de nommer.

Les Glandes.

Chez les oiseaux, les plumes sont lubrifiées par un vernis huileux qui les rend imperméables à la pluie ; mais la plupart des animaux ont sous la peau une quantité de petits réservoirs que l'on a de la peine à distinguer à l'œil nu, tant ils sont petits. Il en existe un très-grand nombre sous la peau des moutons, par exemple ; c'est pour cela que la laine de ces quadrupèdes laisse toujours une impression graisseuse. Ces réservoirs abondent, chez la généralité des animaux, dans le cuir chevelu; de là l'aspect plus ou moins luisant qu'offrent nos cheveux, lorsque nous sommes en bonne santé.

Outre ces glandes qui secrètent le fluide graisseux, à la racine des cheveux, on en rencontre beaucoup d'autres dispersées sur divers points du corps. On les nomme *glandes* ou *follicules sébacées* (1). Elles se multiplient sous le derme à tous les endroits qui se trouvent exposés au contact de l'air, ou à un frottement continu — au nez, aux oreilles, aux reins, aux aisselles, etc. Il y a aussi, sous toute la surface de la peau, d'autres glandes qui passent pour jouer un rôle dans les fonctions de la transpiration. Ces glandes ou follicules sécrètent, en plus ou moins grande abondance, un fluide onctueux qui lubrifie l'épiderme, contribue à lui donner de la souplesse, le protége contre les variations de la température et contre les effets du frottement. Ce fluide lubrifiant, si salutaire et si indispensable qu'il soit, peut devenir une cause de maladie chez les gens qui négligent les soins de la propreté.

(1) Du latin *sebum*, suif.

La Propreté.

Outre les glandes dont j'ai parlé, il existe sur toute la surface du corps de nombreux petits orifices (les *glandes sudoripares*) qui livrent continuellement passage à un fluide vaporeux. Ce fluide, auquel on donne le nom de *transpiration* ou d'*exhalaison cutanée* pour le distinguer de la sueur proprement dite, s'échappe sans cesse du corps humain à l'état de santé, tandis que l'autre n'est produite que par un exercice violent ou par une chaleur intense.

Il est facile de s'assurer que nos pores exhalent sans cesse ce fluide vaporeux, bien qu'il soit invisible à l'œil ; — il suffira, pour cela, d'appuyer un miroir ou une plaque de métal poli contre une partie quelconque de la surface du corps.

Si la transpiration cutanée vient à être interrompue par le froid, l'humidité ou toute autre cause, et que l'interruption ait une certaine durée, il pourra en résulter des rhumatismes, des inflammations et même une phthisie. Lorsque la transpiration se trouve supprimée par suite d'un manque de propreté, c'est-à-dire lorsqu'on néglige de tenir les pores ouverts, on s'expose aussi à de grands dangers.

Vous voyez quelles fonctions importantes la peau est chargée de remplir. Je crois en avoir assez dit pour vous démontrer combien il importe de la mettre à même d'accomplir sa mission en empêchant par de fréquentes ablutions les pores de se boucher. Plus il fera chaud, moins vous devrez économiser l'eau et le savon. Les personnes qui oublient un devoir si essentiel, qui se bornent trop souvent à se laver les mains et le visage, ne méritent certes pas d'habiter une demeure si merveilleusement construite. A vrai dire, grâce à leur propre incurie, elles en sont chassés plus tôt que ne le seraient des locataires plus soigneux. Rien n'est plus vrai que le vieux dicton : « la propreté est une vertu ! »

CHAPITRE XII

LES FENÊTRES

Observations générales.

Avant l'invention du verre, les fenêtres destinées à éclairer nos demeures étaient fort petites et d'une construction très-variée. En été, elles se composaient souvent de simples trous pratiqués dans les murs de l'édifice. Chez certains peuples orientaux, il n'existait aucune croisée sur la façade ou sur le côté exposé aux regards des voisins et des passants. En Chine et dans quelques autres pays de l'Orient, on n'a pas encore renoncé à cette coutume.

Durant l'hiver, on bouchait ces trous avec quelques substance de façon à se défendre tant bien que mal contre le froid, la pluie et la neige. Dans diverses contrées, des feuilles de papier huilé servaient de vitre. En France on employait dans ce but, outre le papier huilé, du talc feuilleté, de la colle de poisson, de la corne blanche ou du cuir dégrossi. Chez les anciens Romains, les riches faisaient parfois usage de pierres précieuses, surtout de l'agate pour les fenêtres de leurs salles de bains; ils savaient aussi former avec la corne des animaux, des plaques peu épaisses qui remplaçaient assez bien nos vitres. Les Chinois garnissaient leurs croisées d'une toile fine recouverte d'un vernis luisant.

On a prétendu que les vitres, composées de sable et de

potasse fondus ensemble, avaient été inventées sous Constantin-le-Grand ; mais nous savons aujourd'hui que cet emploi de verre était connu des Romains bien avant le IVe siècle de l'ère chrétienne. Ce ne fut cependant que vers la fin du XVe siècle que l'usage des vitres devint général.

L'Œil.

Les fenêtres de ma maison, bien qu'elles ne soient ni grandes ni nombreuses, sont beaucoup mieux construites, beaucoup plus utiles que les croisées imaginées par les architectes de l'antiquité. Elles ne se trouvent pas situées derrière l'édifice, comme chez les peuples orientaux dont je viens de parler. Elles ne se composent que de deux lucarnes d'une étendue peu considérable qui s'ouvrent sur la façade, presque au sommet de la coupole.

On les ouvre et on les ferme à volonté ; car elles sont pourvues de deux stores que le moindre effort suffit pour lever ou baisser et qui agissent ensemble ou isolément selon le bon plaisir du propriétaire. Elles ont sur les fenêtres ordinaires l'avantage de se mouvoir dans tous les sens avec la plus grande facilité, grâce aux poulies dont elles sont garnies. On peut tirer les rideaux de ces croisées avec une rapidité qui égale presque celle de l'éclair.

Structure de l'Œil.

L'œil humain est un globe arrondi dont la forme sphérique rassemble et concentre les rayons de lumière. Chez les adultes, il n'a pas plus d'un pouce de diamètre. Lorsqu'on dit d'une personne qu'elle a de *grands yeux*, de *petits yeux*, l'expression ne saurait s'appliquer qu'à l'espace que les rideaux de la fenêtre ou les *paupières* laissent à découverts. L'œil est logé dans une cavité nommée *orbite*. Il n'est pas *fixe*, comme celui de certains animaux ; au contraire, on peut le rouler de bas en haut, de haut en bas, de gauche à droite, de droite à gauche et obliquement. Cette liberté d'action provient de ce qu'il n'adhère pas au cornet osseux qui le contient, mais repose sur une couche adipeuse où les nerfs ou les cordes attachés au fond et aux parois du globe n'ont pas de peine à le faire mouvoir. Ces attaches sont représentées dans la figure que voici.

Fig. 34.

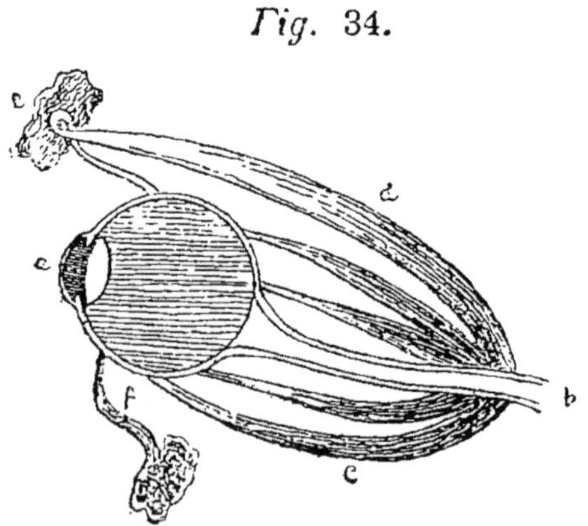

Si l'on tranchait en deux parties égales, du haut en bas, l'œil d'une personne morte, la représentation latérale de la partie coupée, offrirait l'aspect du dessin qui précède (*fig.* 34). La grosse corde blanchâtre qui va du point *b* jusqu'à l'extrémité intérieure de l'œil, vient du cerveau et se nomme le *nerf optique.* Les autres cordes, indiquées entre les points *d* et *e* sont des muscles qui se transforment en tendons d'une délicatesse extrême à l'endroit où ils se rattachent à l'œil. Le tendon du muscle *d* s'enroule autour d'un petit os de l'orbite (*c*). Le muscle inférieur (*f*) se relie également à l'orbite.

Le muscle dont le tendon passe autour du petit os, est fixé presque au sommet de l'œil. Or, vous devinez sans peine que le muscle supérieur (*d*), agissant comme une corde, peut tirer le haut de votre œil de façon à abaisser le point *a*, de sorte que vous regarderez à vos pieds.

Le globe de l'œil se meut à l'aide de six petits rubans musculaires que l'on divise en quatre *muscles droits* et deux *muscles obliques.* Les muscles droits sont placés de chaque côté du globe, deux en haut et deux en bas ; ils ont leur origine dans un petit trou du crâne et traversent le cerveau pour entourer le nerf optique avant de se relier à l'enveloppe de l'œil.

Un des nerfs obliques a le même point de départ que les muscles droits, — l'autre vient de la partie antérieure de l'orbite, et tous deux s'unissent imperceptiblement à la tunique de l'œil. Les quatre muscles droits indiqués dans la figure précédente, font mouvoir le globe de chaque côté, en haut ou en bas, selon ceux que l'on met en jeu ; lorsqu'ils agissent tous à la fois, leur action simultanée attire le globe vers le fond de l'orbite. Les muscles obliques, agissant isolément, font *rouler* à droite ou à gauche ; quand ils agissent de concert, ils tirent le globe en avant et lui impriment ainsi un mouvement contraire à celui que provoquent les muscles droits.

L'expansion tendineuse des muscles n'est pas aussi facile

à distinguer dans la réalité que dans notre dessin, la membrane cellulaire ou adipeuse qui abonde sur ce point ayant été enlevée afin de rendre plus visible la structure du muscle.

Le Globe de l'œil.

Le globe de l'œil est un sac creux et sphérique, contenant deux fluides différents que recouvrent plusieurs enveloppes.

(*Fig.* 35).

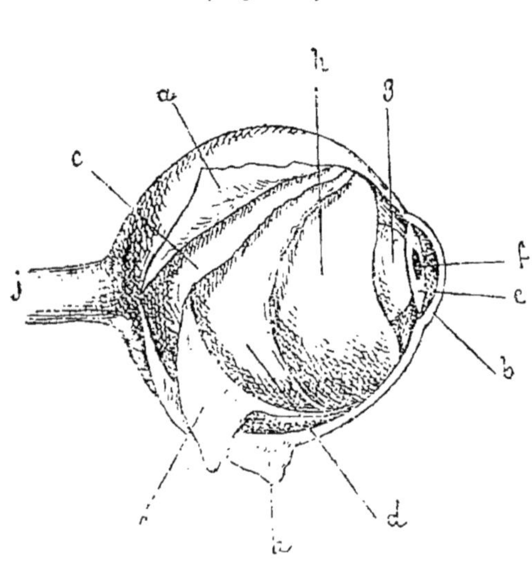

L'enveloppe extérieure ou la *clérotique* (1) est la plus épaisse, et occupe les quatre cinquièmes du globe de l'œil.

(1) Dérivé du grec σκλέρος, dur.

Il existe au centre de la sclérotique un vide circulaire, et ce vide est rempli par la *cornée*. Cette dernière membrane, aussi transparente qu'une lame de cristal et légèrement bombée, laisse pénétrer à l'intérieur les rayons lumineux. La *sclérotique* (*a*) ou le blanc de l'œil forme le châssis de la lucarne dont la *cornée* (*b*) représente la vitre.

La sclérotique se trouve doublée d'une autre membrane plus mince, la *choroïde* (*c*), principalement composée d'un réseau de petits tuyaux sanguins, et garnie d'une couche de couleur foncée, ou d'une mucosité que les anatomistes nomment *pigment noir*. Ce pigment sert à absorber les rayons de lumière lorsqu'ils ont été réfléchis par l'œil.

A l'endroit où la *sclérotique* et la *cornée* se rejoignent, s'avance l'*iris* (*e*), sorte de membrane circulaire ou de double rideau dont les deux côtés ne se réunissent pas. C'est ce rideau qui détermine la couleur des yeux ; quand nous examinons l'œil d'une personne vivante, nous voyons que l'*iris* est tantôt d'un bleu plus ou moins clair, tantôt gris, verdâtre ou noir.

L'ouverture de l'*iris* se nomme la *pupille* (*f*) ou la *prunelle*. L'ouverture a plus ou moins de largeur, selon que l'*iris* se contracte ou se développe ; car cette ouverture est susceptible de contraction ou de relâchement, — elle se trouve même pourvue de petites fibres musculaires. Plus la lumière devient vive, plus la pupille s'amoindrit ; l'*iris* ayant pour mission principale de déterminer la netteté de la vue en proportionnant le diamètre de la pupille à l'intensité des rayons. Plus le jour est éclatant, plus l'*iris* empiète sur la pupille ; il rétrograde au contraire dans l'obscurité, afin d'augmenter, autant que possible, le nombre des rayons qui arrivent jusqu'au nerf optique (*j*), situé au fond de l'œil.

Le reste du globe de l'œil est rempli en grande partie par une substance gélatineuse dont l'aspect rappelle le blanc-d'œuf, et que certains anatomistes comparent à du verre fondu. La comparaison me paraît d'autant plus heureuse que les yeux sont véritablement les fenêtres de ma maison. Cette substance a reçu le nom d'*humeur vitrée* (*h*). Elle comble le fond de l'œil et se trouve contenue dans les cellules d'une membrane transparente appelée *hyaloïde*.

L'œil renferme aussi, devant l'*humeur vitrée*, une quantité moindre d'un second liquide nommé l'*humeur aqueuse*.

Le rideau percé de l'*iris* divise ce dernier liquide en deux compartiments, mais en deux compartiments qui communiquent grâce à l'ouverture du rideau ; — le premier, placé en avant de l'*iris*, se nomme *chambre antérieure*, et le second, beaucoup plus petit, *chambre postérieure*.

Derrière le trou de la pupille et en arrière de l'iris, vous apercevez un petit corps aussi transparent que l'humeur vitrée, mais plus dur, renfermé dans une peau très-fine nommée *capsule*. Ce corps possède à peu près la consistance de la glu. On l'appelle *lentille* ou *cristallin* (*v*). Sa forme imite celle de deux verres de montre dont on réunirait les bords.

Il existe une affection des yeux, la *cataracte*, où la lentille devient assez opaque pour empêcher les rayons lumineux de la traverser, et finit par rendre le malade aveugle. Les chirurgiens, pour guérir la cataracte, abaissent la lentille ou la retirent de l'œil.

Le nerf optique.

Le nerf optique, qui aboutit au fond de l'œil, s'épanouit autour de la *choroïde* qu'il entoure d'un réseau à demi transparent et blanchâtre. Ce réseau se nomme la *rétine*. Bien qu'elle ne soit qu'un prolongement du nerf optique, la rétine offre un tout autre aspect, le tronc du nerf étant un tissu fibreux assez résistant, tandis que la rétine se compose d'une substance pulpeuse.

Les rayons lumineux qui arrivent à l'œil de tous les

Fig. 36.

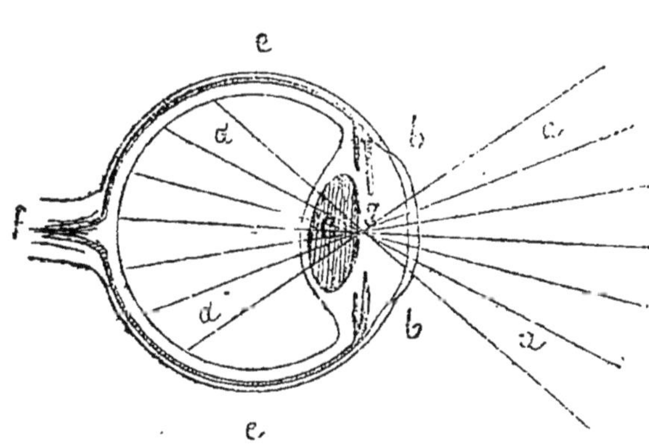

a rayons lumineux arrivant de tous les côtés. — *b* cornée à travers laquelle passent ces rayons. — *c* cristallin ou lentille où la réfraction a lieu. — *d* rayons divergents. — *e e* rétine sur laquelle l'image se reproduit. — *f* nerf optique. — *g* foyer où les rayons se réunissent avant de se répandre ou de diverger à l'intérieur.

points frappent d'abord la *cornée*, puis traversent l'*humeur aqueuse* pour entrer dans la *lentille*; ils divergent alors, comme d'un centre commun, vers la circonférence et, passant à travers l'*humeur vitrée*, aboutissent à la *rétine*, — et c'est là, sur la rétine, que s'accomplit le phénomène de la vision.

Chose curieuse, l'image formée sur la rétine est un tableau *renversé*. Par exemple, si on regarde un cheval ou un chêne, l'animal se dessinera sur la rétine les pieds en l'air, et l'arbre les feuilles en bas. On a émis, mais en vain, bien des théories ingénieuses pour expliquer comment nous apercevons les objets dans leur position naturelle.

Beaucoup de personnes ne peuvent distinguer un objet à moins de le tenir rapproché de l'œil. Cette vue défectueuse se nomme *myopie* (1), et se manifeste d'ordinaire chez les gens dont la cornée est trop proéminente. En effet, la cornée, qui représente la vitre extérieure de l'œil, étant trop convexe chez certains myopes, permet aux rayons (*a*) de former un foyer avant d'arriver au cristallin (*c*). Aussi ces rayons, au lieu de se concentrer avec énergie sur le point (*g*), indiqué dans la figure 36 n'y tombent-ils pour ainsi dire qu'isolément, et ce manque d'ensemble dérange le degré de convexité nécessaire à une vue parfaite.

On suppose que le même défaut peut être produit par le cristallin même, lorsque sa surface antérieure est trop convexe. Je vous ai donné à entendre que le cristallin se di-

(1) Dérivé de deux mots grecs : μυειν, cligner, et ωπς, œil.

vise en deux parties : il se compose de deux segments de sphère de grandeur différente, unis par leurs côtés plats. Or, si le segment supérieur dépasse le moins du monde la convexité exigée par les lois de la vision, il doit produire le même résultat qu'une cornée trop convexe.

Afin de remédier autant que possible à cette disposition défectueuse, les myopes ont l'habitude de tenir, à quelques pouces de l'œil, tout ce qu'ils désirent voir distinctement. Dans ces conditions, les rayons, émanant de l'objet que l'on examine, n'ont pas le temps de se disperser avant de se concentrer sur le cristallin. Un mouvement particulier des muscles obliques de l'œil permet en outre aux myopes de pousser le globe en avant, et de raccourcir ainsi l'axe de la vision ; ce mouvement, qui contribue aussi à régler la quantité de lumière admise dans l'œil, se reconnaît à la contraction des muscles du front et de la lèvre inférieure.

Je viens de vous parler des myopes ou des personnes qui ont la vue courte, et il me reste quelques mots à dire sur la *presbitie* (1), qui se manifeste en général chez les gens âgés. Elle est la conséquence d'un défaut contraire à celui qui cause la myopie, car elle provient, non de la convexité, mais de l'aplatissement de la cornée. Dans le premier cas, le foyer des rayons qui se dirigent sur l'œil se forme *trop tôt ;* — dans le second cas, il se forme *trop tard*. En effet, chez le presbyte, les rayons passent à travers la cornée et l'humeur aqueuse pour tomber sur le cristallin, d'où ils doivent diverger avant que le foyer n'ait pu se former ; — de là, une vue trouble et confuse, à moins que l'objet ne

(1) Dérivé du mot grec πρεσβυς, vieillard.

soit tenu à assez de distance de l'œil, pour allonger l'axe de la vision et donner au foyer sa position convenable.

L'art de l'opticien vient au secours de ceux qu'affligent ces vices de conformation. On fournit aux myopes des verres *convexes* et des verres *concaves* aux presbytes, en réglant, selon les circonstances, l'admission des rayons lumineux, de manière à ramener le foyer au point le mieux adapté à la vue. Ces moyens mécaniques corrigent les défauts de la structure de l'œil, et il faut reconnaître que l'inventeur des lunettes a rendu un grand service à l'humanité.

De nombreux phénomènes se rattachent à l'étude de la vision ; mais ils rentrent dans une science spéciale nommée l'*optique*, dont je n'ai pas à m'occuper ici.

Je me bornerai donc à vous faire remarquer que, de toutes les parties du corps humain, l'œil est peut-être la plus merveilleuse. Lorsque vous songerez que cet appareil délicat ne se compose que de quelques membranes, d'une substance gommeuse et d'un peu d'eau, vous serez disposés, je crois, à élever votre esprit vers le Créateur qui produit des effets aussi surprenants avec des matériaux aussi simples.

Les Larmes.

A l'angle interne des paupières, au-dessous du plafond osseux de l'orbite, se trouve une petite glande rougeâtre. Cette glande laisse échapper un liquide clair qui, grâce à un clignement de paupières coutinu dont nous avons à peine conscience, baigne le devant de l'œil. Les paupières remplissent ainsi le même office qu'une toile mouillée que l'on promène sur une vitre. La surface libre de l'œil et l'intérieur des paupières sont sans cesse lubrifiés par ce liquide, dont la partie superflue est pompée par de petites ouvertures nommées *points lacrymaux* et par un étroit canal qui communique avec le nez.

La glande en question se nomme *glande lacrymale*. Le liquide qu'il sécrète et qui lave l'œil, n'est que trop connu. Il arrive quelquefois qu'une obstruation empêche le liquide de tomber dans le *sac lacrymal* et alors il coule le long des joues. Dans ce cas, comme il est très-désagréable de pleurer même lorsqu'on n'en a pas envie, le chirurgien se charge de ramener les larmes dans la bonne voie ; il introduit dans le canal nasal un petit tube — d'or ou d'argent de 18 à 20 millimètres. Le malade cesse alors d'avoir le visage inondé sans rime ni raison, et il ne tarde pas à oublier la présence de la précieuse canule.

Les Paupières.

Les paupières sont des voiles mobiles destinés à garantir l'organe de la vue. Les paupières supérieures abritent les yeux contre les rayons lumineux trop vifs. Si on nous en privait, il est probable que nous deviendrions bientôt aveugles. Les personnes qui ont la mauvaise habitude de longtemps exposés à la clarté éclatante d'une lampe ou d'une lueur ardente courent grand risque de se gâter la vue. Il se passera peut-être des années sans qu'ils éprouvent les mauvais effets de leur imprudence, mais ils s'en ressentiront à la longue.

Ce voile protége d'ailleurs nos yeux contre la poussière ou tout autre corps étranger. La rapidité avec laquelle l'œil se sert de ce bouclier naturel est vraiment extraordinaire. La paupière s'abaissera quelquefois pour exclure un objet que nous aurons à peine eu le temps de voir approcher. Cependant elle ne se ferme pas toujours assez vite ; car souvent des forgerons, des tailleurs de pierres, des rémouleurs ont les yeux blessés par des parcelles de fer ou de pierre qui irritent la membrane extérieure.

Les Cils.

Le bord libre des paupières est garni de poils légers nommés *cils,* ceux de la paupière supérieure étant plus nombreux et plus longs que ceux de la paupière inférieure. Ils contribuent à tempérer l'effet d'une lumière trop vive et à garantir l'œil contre les corpuscules qui flottent dans l'air.

Les Sourcils.

Les sourcils ne sont pas moins utiles. Les poils dont ces arcades saillantes sont recouvertes attirent beaucoup de poussière qui, sans eux, pourrait pénétrer dans l'œil et ils empêchent la sueur du front de tomber plus bas. Leur mobilité aide en outre à donner de l'expression au visage et à prendre les sentiments qui nous animent.

Je ne veux point passer à un autre chapitre sans vous faire admirer les précautions que le divin Architecte a prises pour garantir l'œil contre toute atteinte extérieure et pour assurer la liberté de ses mouvements. Remarquez que ce précieux organe, enfoncé sous l'arcade sourcillière, repose sur un épais coussin de graisse, de sorte que la solidité de la boîte osseuse n'exclut pas un certain degré d'élasticité. Et comme la position de l'œil est bien choisie! Avec quelle aisance elle lui permet de remplir sa mission! Placées à une grande hauteur, de chaque côté de la façade, et douées d'une mobilité surprenante, les fenêtres de ma maison commandent une vue d'une étendue merveilleuse.

Les yeux des autres animaux sont aussi bien adaptés que ceux de l'homme au genre de vie de chaque famille. Chez les carnassiers, ces organes sont placés presque au milieu de la face, ce qui les met à même de concentrer leur vue sur la proie qu'ils poursuivent, tandis que chez les paisibles herbivores, tels que le mouton, le lapin, les yeux occupent une position latérale, de manière à mieux protéger les brouteurs contre les dangers d'une surprise de la part de leurs cruels ennemis.

Les yeux de la plupart des reptiles s'ouvrent sur la surface supérieure de la tête; les reptiles n'ayant guère besoin de regarder au-dessous d'eux, cette disposition est celle qui leur convient le mieux.

La structure interne de l'œil de beaucoup d'animaux mérite bien d'être examinée. Voyez avec quelle facilité l'iris de la tribu féline s'adapte au degré de lumière qu'il reçoit. La fouine, le renard et la plupart des chasseurs nocturnes ont au fond de l'œil non pas un pigment noir, mais un pigment d'une nuance claire qui réfléchit mieux les rayons que reçoit la rétine. Chez les oiseaux qui habitent les bois, on observe un grand aplatissement de la partie antérieure de l'œil. Grâce à cet aplatissement, l'organe est moins exposé à être blessé lorsque l'oiseau traverse les taillis ou les broussailles.

Le cristallin du poisson a une forme plus arrondie que celui des animaux non aquatiques ; de cette particularité résulte une réfraction plus complète des rayons lumineux transmis par l'eau.

L'anatomie comparée indique beaucoup d'autres différences dans les organes visuels des diverses espèces d'animaux ; mais j'en ai déjà assez dit pour prouver la sollicitude avec laquelle la Providence a pourvu aux besoins des créatures les plus infimes.

CHAPITRE XIII

LES PORTES

Les portes de la maison que j'habite sont la bouche, les oreilles, le nez, etc. Je leur donne ce nom pour des raisons que j'ai déjà énoncées et pour d'autres motifs qui seront expliqués dans ce chapitre.

L'Oreille.

Il a déjà été question de cet organe à propos des os. Mes lecteurs savent qu'il a été construit afin de transmettre les sons au cerveau ; que si nous n'avions pas d'oreilles nous n'entendrions rien, et qu'une partie de ce curieux appareil pénètre à une assez grande profondeur dans la tête.

L'oreille se divise en deux parties principales — l'oreille externe et l'oreille interne.

La première est cette espèce d'entonnoir évasé dont vous connaissez la forme — le corps de cet entonnoir se nomme le *pavillon,* sa cavité la *conque* et son tuyau le *conduit auditif.* Elle est formée d'un cartilage replié, recouvert de peau ; à l'extrémité inférieure du cartilage se trouve le *lobe* de l'oreille, composé d'un tissu cellulaire graisseux. Vous avez vu que l'œil est construit de façon à rassembler sur la lentille les rayons lumineux ; de même, la structure de l'oreille externe tend à attirer les sons dans le tuyau de l'entonnoir.

Ce tuyau, ou *conduit auditif*, de dix à douze lignes de longueur, est doublé d'une membrane très-fine qui sécrète un liquide jaune et fort amer. Ce liquide, lorsqu'il est desséché, ressemble à de la cire, et s'accumule parfois au point de causer la surdité en empêchant les sons de parvenir dans l'oreille interne. On a prétendu que son amertume défend l'organe de l'ouïe contre l'invasion des insectes qui, comme vous le savez, préfèrent le sucre au vinaigre. Leur visite, du reste, serait moins dangereuse qu'on le suppose en général, attendu qu'ils ne pourraient pénétrer bien loin dans la tête, le passage étant intercepté par le *tambour* de l'oreille qui reste tendu en travers du conduit auditif.

L'oreille externe, formee dc eartilages ainsi que je vous l'ai déjà dit, se meut à l'aide de plusieurs muscles. Vous vous étonnerez sans doute de m'entendre parler des mouvements d'un organe que vous ne voyez guère qu'à l'état de repos. Mais vous saurez que chez les peuples les moins civilisés l'oreille jouit d'une mobilité considérable ; certains sauvages possèdent la faculté de rclever visiblement le *pavillon* de l'oreille et d'en changer la position, lorsque le voisinage d'un ennemi ou tout autre cause leur donne l'éveil. En un mot, ils *dressent l'oreille*. Nous avons payé de la perte de quelques facultés de ce genre les avantages de la civilisation.

Le conduit auditif d'abord cartilagineux, puis osseux, est un passage tant soit peu ovale qui décrit une courbe légère. Il se termine par le *tympan* ou tambour, sorte de toile formée du tissu semi-membraneux, semi-musculaire, presque transparent et très-solide en dépit de son peu d'épaisseur.

Au-delà du tympan commence l'oreille interne. Derrière cette membrane et un peu plus haut, on rencontre la *caisse du tympan* qui a environ un demi-pouce de largeur, et offre plusieurs protubérances. Cette cavité, qui renferme les osselets décrits précédemment, a été comparée à la caisse d'un tambour dont la membrane sur laquelle viennent frapper les sons représente la peau. En face du voile du tympan et de l'autre côté de la caisse, s'ouvrent plusieurs passages dont le principal se nomme la *trompe d'Eustache* (en souvenir de l'anatomiste qui l'a découvert). Ce tube, en partie osseux, en partie fibro-cartilagineux, est tapissé d'une membrane muqueuse. Long d'environ un pouce et demi, il s'étend obliquement depuis le haut de la caisse du tympan jusqu'à la partie supérieure et latérale du *pharynx* ou arrière-bouche, très-étroite à son point de départ, il s'élargit en se dirigeant vers le nez au point qu'il serait facile d'y faire entrer un tuyau de plume (1). On remarque sur la paroi osseuse du tympan plusieurs petites saillies, dont

(1) La trompe d'Eustache semble destinée à admettre de l'air dans la caisse du tympan afin d'égaliser la pression exercée sur le voile du tambour par l'atmosphère extérieure et de favoriser les vibrations. S'il n'existait aucun passage de ce genre et si l'oreille, par conséquent, ne renfermait pas d'air, le voile serait inévitablement rompu par suite de la pression de l'air extérieur. Lorsque la quantité d'air que contient la trompe se trouve amoindrie ou qu'elle n'est pas renouvelée (car l'angine et d'autres maladies produisent ces effets) il en résulte un certain degré de surdité.

l'une, un peu plus élevée que les autres a reçu le nom d *promontoire*, et au-dessus du promontoire une ouvertu à laquelle sa forme a valu le nom de *fenêtre ovale* et qu est fermée par une membrane semblable au voile du tympan, mais plus petite. Si vous introduisez le doigt dans l'oreille externe, vous sentirez une saillie osseuse très-marquée. Cette saillie est remplie de cellules dites *mastoïdiennes* qui communiquent entre elles et avec la caisse du tympan et dont les vibrations contribuent à former le sens de l'ouïe.

Outre ces ouvertures, il y a d'autres petits orifices ; mais je me contente de décrire les plus importantes.

Entre la membrane du tympan et la fenêtre ovale, on voit les quatre osselets dont j'ai parlé dans un autre chapitre — le *marteau*, l'*enclume*, l'*étrier* et l'os *orbiculaire*. Comme je n'ai entrepris que de vous donner une idée générale de la structure de nos organes, je m'abstiendrai d'entrer dans des détails minutieux sur la forme et les fonctions de ses osselets. A vrai dire, cette partie de notre maison est tellement compliquée qu'il me faudrait y consacrer un trop grand nombre de pages.

Le *marteau* a une tête arrondie que reçoit un creux de l'enclume et un manche qui s'étend en travers du voile du tympan. L'*enclume* ressemble à une dent molaire à racines divergentes, dont l'une serait fixée au bord de l'ouverture des cellules mastoïdiennes, tandis que l'autre, restée libre, se relie à l'os *orbiculaire*. Ce dernier os, se réunissant à la tête de l'étrier, complète la chaîne des osselets contenus dans la caisse de l'oreille.

Ces os, si petits qu'ils soient — et le moindre des quatre est loin d'être aussi gros qu'une graine de moutarde — sont tous pourvus d'une enveloppe de périoste et sont unis entre eux, comme les autres articulations, par des ligaments capsulaires. Ils se trouvent aussi en rapport avec des muscles d'une délicatesse extrême qui, les tirant dans tel ou tel sens, selon que l'occasion l'exige, relâchent ou resserrent le voile du tympan. Si le son que l'oreille doit percevoir est faible, des muscles disposés dans ce but donnent à la chaîne d'osselets une direction qui tend la membrane et la rend ainsi plus apte à saisir la moindre vibration de l'air ; si au contraire il s'agit d'un de ces bruits qui, pour employer une locution familière, sont de nature à vous « rompre les oreilles » il y a là un autre muscle tout prêt à relâcher le voile du tympan.

J'ai encore à vous entretenir du *labyrinthe*, division de l'oreille interne qui mérite bien son nom, car elle décrit tant de détours que l'on a de la peine à ne pas s'y perdre. Situé plus en avant dans la tête que les parties que j'ai tâché de décrire, le labyrinthe se compose du *vestibule*, du *limaçon* et de trois *canaux demi-circulaires*.

Le *vestibule*, petite cavité du diamètre d'un grain d'orge, a plusieurs ouvertures, dont l'une reçoit le bas de l'*étrier*, tandis que les autres s'ouvrent dans le *limaçon* et les canaux demi-circulaires, de façon que la communication se trouve établie des deux côtés de l'oreille.

Le *limaçon* (*fig.* 37), grâce à ses spirales, ressemble à la coquille du mollusque dont il porte le nom ou à un escalier en tire-bouchon ; les spirales décrivant deux tours entiers et deux tiers de tour sur une tige conique. Bien qu'il soit formé d'un tissu osseux, il est moins ferme que le papier du livre que vous avez sous les yeux. On désigne sous un nom spécial les diverses parties du *limaçon* ; mais il me

Fig. 37.

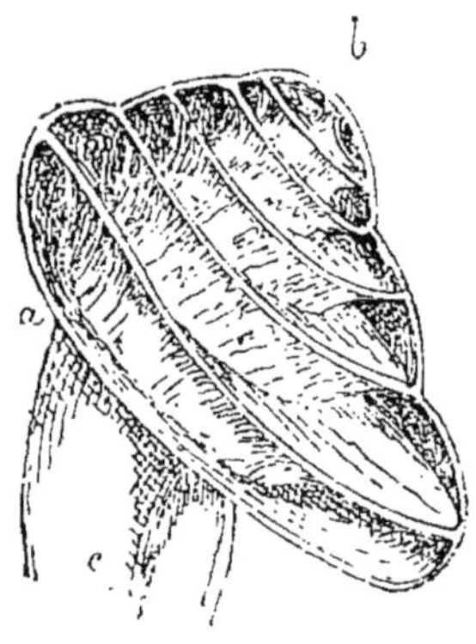

a base. — *b* sommet. — *c* nerf auditif.

semble inutile de les énumérer ici. Je me contente d'ajouter que la dissection du limaçon présente tant difficultés, à cause de la délicatesse peu commune des spirales que l'on gâte plus d'un spécimen avant d'en obten un parfait.

Les *canaux demi-circulaires* sont au nombre de troi dont deux verticaux (l'un inférieur et l'autre postérieu et le troisième horizontal. Ils forment trois-quarts d'u cercle dont le diamètre ne dépasserait pas celui de la têt d'une petite épingle et s'ouvrent tous dans le *vestibule.* Le circonvolutions du *limaçon* et les *canaux demi-circulaire* sont revêtus de périoste comme les plus gros os ; cette enveloppe est recouverte d'une couche de substance pulpeus sur laquelle s'épanouit le *nerf auditif* ou *acoustique* (c (*fig.* 37) qui, divisé en deux branches, parcourt le *limaçon*, le *vestibule* et les *canaux demi-circulaires.*

Le *nerf auditif* remplit dans l'organe de l'ouïe le rôle

que joue le *nerf optique* dans l'organe de la vue ; tous deux peuvent être considérés comme la partie principale des appareils où ils figurent, les autres parties n'étant que des accessoires.

Si vous relisez très-attentivement cette description, je crois qu'avec l'aide des figures 37 à 38 vous serez à même de comprendre le mécanisme au moyen duquel nous entendons.

En premier lieu, le son est concentré dans la *conque* ou cavité externe, d'où il passe, par le *conduit* auditif externe (*a*) jusqu'au voile du tympan (*b*); puis frappant le tambour,

Fig. 38.

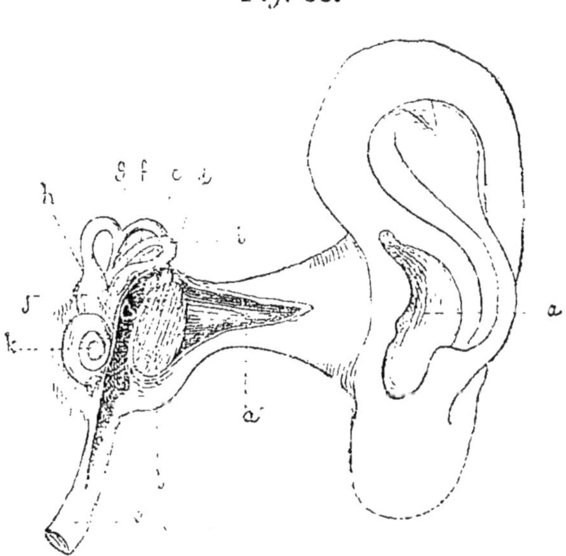

il est transmis le long de la Chaîne d'osselets (*d e f g*) à la *fenêtre ovale*, terminée par une petite membrane (*h*) à laquelle adhère l'étrier. L'impulsion imprimée par ces osselets fait subir à cette membrane une secousse qui agit un liquide contenu dans le labyrinthe, et agit ainsi sur le nerf auditif dont les ramifications parcourent toute l'étendue des canaux semi-circulaires (*i*), du vestibule (*j*), et du limaçon (*k*). L'agitation du fluide, plus ou moins forte selon la nature de son perçu, met en jeu le nerf auditif qui a pour mission spéciale de produire le phénomène de l'ouïe.

Vous voyez aussi représentée (*fig.* 37) la trompe d'Eustache (*c*), qui admet dans l'oreille interne une certaine quantité d'air dont l'effet contrebalance la pression exercée sur le voile du tympan par l'atmosphère extérieure.

Nous retrouvons encore là une de ces merveilleuses combinaisons qui attestent la sagesse et la prévoyance du Créateur. Combien cet appareil si compliqué est admirablement adapté au but qu'il sagissait d'atteindre ! Avec quel soin aussi cet organe est protégé contre les accidents ! Enfoncé dans le *rocher*, la partie la plus dure de l'os *temporal*, il perçoit néanmoins le moindre murmure de la voix humaine. Le bruit du tonnerre ne le blesse pas, bien qu'il soit assez délicat pour être charmé par les accords de la plus douce mélodie.

Les différences que l'on remarque dans les yeux des divers genres d'animaux et qui correspondent aux besoins particuliers de chaque espèce, apparaissent également dans l'organe de l'ouïe. Les animaux qui poursuivent leur proie la nuit et qui, par conséquent, se laissent guider par les sons, ont des muscles spéciaux beaucoup plus nombreux et plus grands que ceux qui garnissent l'oreille humaine. Les quadrupèdes qui comptent sur la rapidité de leurs jambes pour éviter leurs ennemis, possèdent le même avantage. Chez les animaux qui appartiennent à la famille des cétacés et des amphibies, tels que les baleines et les phoques, il existe dans l'ouverture de l'oreille externe une valvule qui atténue la pression de l'eau sur le tambour, et l'oreille elle-même a une forme tortueuse. Les oiseaux et les poissons ont aussi des appareils auditifs d'une structure particulière appropriés à leurs besoins.

Le Nez.

Le nez représente dans notre habitation une porte plus essentielle qu'on ne le croit en général. La plupart des substances animales et végétales laissent sans cesse échapper des émanations qui, pénétrant dans les narines, servent d'avertissement. C'est là le principal usage du nez, et afin que nous puissions sans peine reconnaître la nature des corps dont les émanations remplissent l'air, l'intérieur de cet organe a des dimensions considérables.

Le nez forme-au-dessus de la bouche une éminence triangulaire dont je n'ai pas besoin de vous décrire l'aspect extérieur. Il se compose d'un sommet osseux, nommé *racine*, d'une base et de deux faces latérales ou *ailes*. Une cloison intérieure sépare les deux narines qui communiquent presque horizontalement avec les *fosses nasales*, cavitées ménagées au-dessus de la bouche, et dont la surface est recouverte d'une membrane muqueuse sur laquelle sont distribuées les innombrables ramifications du *nerf olfactif*. Les fosses nasales sont la route que suit l'air pour arriver à la poitrine. Afin d'aider au sens de l'odorat, elles contiennent de chaque côté quatre feuillets osseux contournés sur eux-mêmes et nommés *cornets*, qui augmentent l'espace que parcourt le réseau nerveux. D'autres cavités concourent, avec les cellules de l'*ethmoïde*, qui sert de plafond aux fosses nasales, à accroître le champ où les molécules odorantes peuvent frapper le nerf olfactif.

La membrane dont j'ai parlé comme tapissant le siége de l'odorat, se nomme *pituitaire* ; elle s'étend depuis les narines jusqu'à l'arrière-bouche ; l'humeur qu'elle sécrète est très-utile au sens de l'odorat.

Il semble probable que si nous vivions à l'état de nature, notre odorat nous permettrait de distinguer et de rejeter toute substance nuisible. La plupart des autres animaux sont doués de cette faculté, et refusent, après l'avoir flairée, une nourriture qui ne leur convient pas. Les peuples sauvages jouissent jusqu'à un certain point de ce privilége; autrement la faim les pousserait trop souvent à dévorer des feuilles ou des racines empoisonnées.

Il importe de ne pas habituer nos narines à des senteurs étranges, à l'effet narcotique du tabac ou des liqueurs spiritueuses. Les stimulants de ce genre ne tardent pas à affaiblir les organes avec lesquels ils se trouvent en contact et exercent une action indirecte sur toutes les fonctions du corps. Ce n'est qu'en évitant les abus que nous pouvons espérer conserver nos facultés jusqu'à l'heure fatale où la nature fatiguée nous avertit que notre fin approche.

Le nez sert aussi à faciliter la respiration et à rendre notre parole plus distincte. Si, après avoir comprimé vos narines de façon à empêcher le passage de l'air, vous commencez à parler ou à chanter, il n'en faudra pas davantage pour changer le timbre de votre voix. Elle aura alors un son très désagréable. Chacune des cavités dont il a été question plus haut contribue donc, à la façon d'une voûte, à renvoyer les sons et à modifier l'intonation de la voix ; elles remplissent à peu près le même office que l'abat-voix que l'on place au-dessus des chaires de nos églises.

La Bouche.

Cette porte est, sous bien des rapports, la plus importante de notre maison. En effet, si le nez venait à nous refuser ses services, l'œil, l'oreille et le toucher pourraient le remplacer jusqu'à un certain point. L'ouïe et la vue elle-même ne nous sont pas indispensables ; mais si la bouche nous manquait, si cette porte se trouvait à jamais fermée, aucune autre ne saurait la suppléer. Nous continuerions sans doute à recevoir par le nez une partie des provisions nécessaires à notre existence, c'est-à-dire l'air ; cependant nous n'en recevrions pas en quantité suffisante et l'air d'ailleurs, si indispensable qu'il soit, serait incapable d'entretenir la vie.

Je crois que l'on ne connait qu'un seul cas bien constaté où la bouche, comme canal alimentaire, ait été remplacée d'une façon efficace. Il y a quelques années, un jeune et robuste Canadien, Alexis Saint-Martin, fut blessé par un coup de feu ; la balle, dirigée de haut en bas, entra par la poitrine et ressortit du côté de l'estomac, enlevant une partie de la chair. Au bout d'un an, la plaie de la poitrine était cicatrisée ; mais il fallut maintenir longtemps encore un bandage sur la plaie de l'estomac afin d'empêcher les aliments de s'échapper par cette ouverture accidentelle. Ce ne fut qu'au bout de deux ans que cette précaution devint inutile; la doublure de l'estomac avait produit une sorte de soupape que l'on pouvait repousser du dehors au dedans car elle s'étendait au-dessus du vide laissé par la balle sans pourtant adhérer à la peau. Cette disposition formait une bouche artificielle si parfaite que, malgré la délicatesse de l'appareil digestif, on y introduisait à volonté des boissons et des aliments au moyen d'un tube. En prenant les précautions nécessaires on ne courait aucun risque de faire souffrir le blessé. Rien n'empêchait de laisser échapper par cette ouverture les liquides qui avaient passé par le gosier; on en retirait à l'aide d'une ficelle les aliments que l'on y introduisait avec l'intention de les examiner. L'accident qui avait ouvert une fenêtre dans l'estomac de Saint Martin a permis au docteur Beaumont de faire de curieuses études sur le travail de la digestion.

L'auteur de ce livre a vu le jeune canadien dont il vient de parler et il a été témoin de plus d'une expérience curieuse; mais il est probable que le même cas ne se représentera jamais.

La structure de la bouche vous est trop familière pour que j'en donne ici une description détaillée. Du reste, lorsque j'aurai à vous entretenir des appartements et surtout du mobilier de ma maison, il me faudra y revenir. Seulement, pour observer un ordre méthodique, j'ai dû mentionner ici cette partie importante de la coupole.

CHAPITRE XIV

LES CHAMBRES ET LE MOBILIER

Maintenant que j'ai décrit quelques unes des portes et des fenêtres de ma maison, et que j'ai fait allusion aux chambres qu'elle contient, je dois vous signaler une différence essentielle qui existe entre cette maison et les édifices bâtis par des architectes ordinaires. Dans la plupart des habitations humaines, les chambres sont loin d'être remplies ; en général, elles ne renferment qu'un certain nombre de meubles et un certain volume d'air. Or, sauf quelques petites salles sans importance, toutes les chambres de notre maison sont pleines. Il est difficile d'y rencontrer un espace vide. Les meubles ou les accessoires dont elle se trouve garnie la remplissent toujours complètement ; car dès que l'on en retire quelque chose, les murs se rétrécissent d'autant ; et dès que l'on y introduit quelque chose, les murs cèdent peu à peu de façon à augmenter considérablement la capacité des chambres.

Il est vrai que les meubles de chacune de ces salles ne les remplissent pas au point d'exclure l'air : car ainsi que je vous l'ai déjà dit, elles communiquent avec l'atmosphère extérieure de manière à en laisser pénétrer une petite quantité.

Mais il est temps de décrire ces appartements avec plus de détail. Je vous ai déjà montré que toutes les cavités ou tous les passages du corps humain (tels que les oreilles, le nez et la bouche) qui sont en communication avec l'atmosphère extérieure, se trouvent tapissés d'une membrane de la même qualité que la peau, mais beaucoup plus fine. Cette membrane a sa couche la plus épaisse, celle qui représente le derme, posée sur un délicat coussin cellulaire; puis vient l'épiderme.

Cette membrane cependant ne reçoit le nom de peau que lorsqu'elle apparaît au dehors; à l'intérieur, elle s'appelle *membrane muqueuse*, parce qu'elle sécrète sur toute sa surface un fluide plus ou moins abondant appelé *mucus*. La couleur de la membrane muqueuse varie du blanc au rouge plus ou moins foncé; il semble raisonnable d'attribuer cette couleur au sang, puisque lorsque le sang se retire à la suite d'un évanouissement, les parties visibles de la membrane muqueuse (la peau des lèvres, par exemple) pâlissent. Elle n'a pas partout la même épaisseur et se reproduit aussi aisément que l'épiderme.

L'Oreille externe.

Ce passage, nous l'avons vu, est doublé de cette membrane; mais ici la cavité offre si peu d'étendue qu'elle ne mérite guère de figurer au nombre des chambres. Les cavités qui se rattachent au nez ont beaucoup plus d'importance.

Chambres du nez.

Ces chambres sont l'ouverture très-irrégulière du nez même, les cavités situées de chaque côté de l'os molaire (près de la pommette) et les cavités s'ouvrant de chaque côté de l'os frontal, à la racine du nez. Toutes ces cavités méritent vraiment d'être désignées ainsi, car elles sont ménagées dans des creux taillés dans les os, et par conséquent leurs parois ne peuvent se rapprocher pour combler le vide.

Ces creux deviennent dans certains cas le siège de maladies douloureuses. Le nez est sujet au *polype*, excroissance charnue et spongieuse qui affecte la forme d'une petite poire ; dont la présence rend souvent la respiration difficile. Fort heureusement la chirurgie a trouvé le moyen d'extraire ou de brûler les polypes.

De vives douleurs se manifestent aussi quelquefois dans la cavité de l'os molaire et on les attribue à une dent malade. L'extraction de la dent, si ses racines ne s'étendent pas jusque dans la cavité même, ne produit aucun soulagement durable, car elle ne livre point passage à l'humeur qui s'est formée. Certaines migraines ont leur siège dans les cavités de l'os frontal près de la racine du nez. Le *tournis*, maladie trop commune chez les moutons, est produite par des vers contenus dans ces cavités et proviennent des œufs que quelques espèces de mouches déposent dans le nez de ces animaux, où la chaleur suffit pour en amener l'éclosion. La lourdeur pénible que nous éprouvons parfois au-dessus des yeux, surtout lorsque nous souffrons d'un rhume de cerveau, est dû à une légère inflammation de la membrane muqueuse à cet endroit.

Nous devons éviter avec soin de sentir des substances dont les émanations semblent blesser, tout en le flattant, le nerf olfactif. L'usage trop fréquent de flacons renfermant des sels volatiles nuit à la longue à la membrane délicate qui tapisse les chambres du nez. Le tabac à priser ou à fumer et l'opium tendent sans aucun doute à détériorer le sens de l'odorat.

L'intérieur de la Bouche.

La bouche représente une des chambres les plus curieuses du corps humain. Lorsque je l'ai rangée parmi les portes de notre maison, je ne l'envisageais qu'au point de vue de l'ouverture formée par les lèvres.

Dans cette salle (*fig.* 39), où l'on pénètre par la plus grande porte du logis, nous trouvons les dents, la langue, le palais et diverses petites glandes. Nous remarquons que le vestibule est ici plus vaste que l'appartement qui s'étend au-delà et dont les portes s'ouvrent sur plusieurs autres chambres.

J'ai décrit ailleurs la nature et l'usage des dents; mais je ne vous ai rien dit de

La Langue.

Cet organe est soutenu à sa racine par l'*hyoïde*, os situé dans le gosier et qui a la forme d'un fer à cheval rattaché à la mâchoire par une portion de sa surface inférieure. Il se compose de muscles qui lui permettent de s'allonger, de se raccourcir et de balayer toute la bouche. La langue est recouverte d'une membrane muqueuse, semée de nombreuses petites éminences, nommées *papilles* qui se redressent lorsqu'elles se trouvent en contact avec un corps sapide et concourent, avec le palais et d'autres parties de la cavité buccale, à former le sens du goût.

Fig. 39.

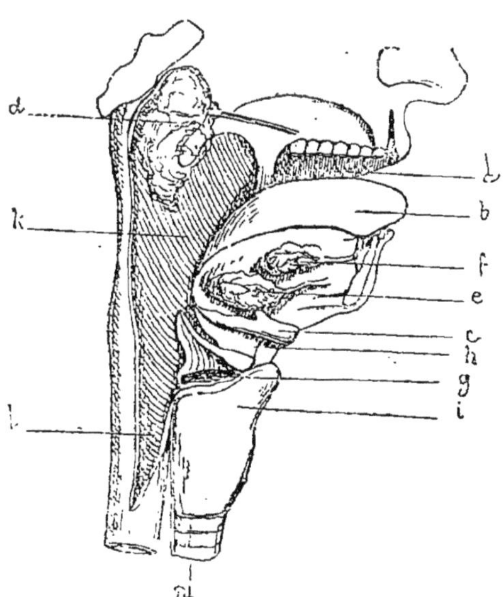

a bouche. — *b* languo. — *c* os hyoïde. — *d* glande parotide. — *e* glande sous maxillaire. — *f* glande sublinguale. — *g* glotte. — *h* épiglotte. — *i* larynx. — *k* pharynx. — *l* œsophage. — *m* trachée-artère.

Les Glandes salivaires.

Les organes qui ont pour mission de sécréter la salive sont très-nombreux : il en est six cependant (trois de chaque côté de la bouche) plus grandes que les autres et qui parai- sent plus essentiellement chargées de ces fonctions ; c sont les deux *parotides,* les deux *sous-maxillaires* et l deux *sublinguales.* La parotide (1) est ainsi nommée parc qu'elle est située en partie sous l'oreille, à côté de l'angle d la mâchoire inférieure ; ses canaux excréteurs se réunis- sent en un tronc principal — *le canal de Sténon* — qui pé- nétre dans l'épaisseur de la joue entre la seconde et l troisième molaire de la mâchoire supérieure. La gland *sous-maxillaire,* plus petite que la précédente, est située l'angle interne de la mâchoire inférieure ; elle traverse le muscles de la face et de la langue, perfore la membran buccale à côté de la petite bride visible sous la langue. L glande *sublinguale* a des dimensions encore moindres elle se trouve sur les parois latérales de la partie antérieur de la langue et a plusieurs petites ramifications dans l'é- paisseur de la gencive inférieure.

Toutes ces glandes sécrétent un fluide appelé salive qu joue un rôle si utile dans le procédé de la digestion ; en s mêlant à la substance que les dents ont broyée, facilite l déglutition et prépare les aliments pour le grand travail que doit accomplir l'estomac.

L'épiglotte.

Nous connaissons suffisamment les chambres du nez et les passages de l'oreille qui communiquent avec l'arrière- bouche.

---

(1) Des mots grecs *παρα,* près, et *ουτος,* de l'oreille.

Dans la même région, derrière la racine de la langue, se trouve une porte dont l'ouverture ressemble beaucoup à celle d'une trappe. Cette porte conduit aux poumons ou à l'appareil de la respiration, qui est logé dans un vaste appartement, presque au premier étage du corps humain. Nulle entrée, si bien garnie de serrures qu'elle soit et s actif que se montre le concierge ne saurait être mieux gardée contre l'irruption d'un intrus.

J'ai dit que cette porte ressemble beaucoup au panneau d'une trappe. L'orifice menant aux poumons n'est qu'une simple fente, quoique le passage s'élargisse plus bas. Sur cet orifice est placée *l'épiglotte* (1), petite valvule fibro-cartilagineuse, très-élastique, dont la forme se rapproche assez de celle de la langue et qui se fixe à l'ouverture aussi exactement que la porte la mieux ajustée.

L'épiglotte ne se ferme que dès que nous faisons un effort pour avaler ; alors la pression de la substance alimentaire et le mouvement occasionné par la déglutition l'abaissent, et elle bouche hermétiquement l'ouverture. Il est fort heureux qu'il en soit ainsi, car sans cela les aliments tomberaient dans le couloir destiné au passage de l'air et dont cette trappe ferme l'entrée. Un pareil accident pourrait causer des maladies et même la mort. Vous savez probablement par expérience quelle irritation produit une miette de pain que l'on avale de travers, c'est-à-dire qui a trouvé la trappe ouverte.

(1) Dérivé de deux mots grecs επι, sur, et γλοσσα, langue.

Le Thorax ou la Poitrine.

Au-delà de l'épiglotte, le couloir dont je viens de parler s'élargit considérablement et gagne le thorax ou la poitrine, chambre où sont logés les poumons et le cœur. Cette chambre est une des plus vastes de notre maison et occupe presque la totalité du premier étage. Les os qui la soutiennent — le sternum, les côtes et l'épine dorsale — l'entourent comme d'un mur solide. A la partie antérieure du cou qui doit rester libre, aucun os ne la gène et le *diaphragme* (1) lui sert de plancher. Ce muscle charnu, aplati, presque circulaire, placé entre la poitrine et l'abdomen sépare le premier étage du second. Nous verrons un peu plus loin qu'il joue un grand rôle dans les fonctions de la respiration.

Les Poumons

La trappe dont il a été question dans les paragraphes précédents ferme un canal qui descend dans la vaste salle renfermée entre les côtes, et qui aboutit à une sorte de sac que l'on nomme *les poumons*. Le conduit qni va de la trappe aux poumons — conduit dont vous pouvez voir et sentir la saillie le long de votre gorge — paraît au premier abord se composer d'un long tube osseux ; mais il ne faut

(1) Dérivé de deux mots grecs δια, entre, et φραγμα, cloison.

pas s'y tromper ; il n'y a là qu'un cartilage presque aussi dur qu'un os. Arrivé dans le pylore, il ne tarde pas à se transformer en une membrane ordinaire.

Ce tube qui livre passage à l'air, se compose d'une réunion de dix-huit à vingt arceaux cartilagineux dont le nombre est proportionné à la longueur du cou ; reliés entre eux par une membrane fibreuse, ils sont doublés d'une membrane muqueuse. Chacun de ces arceaux décrit un segment de cercle qui se rattache au canal alimentaire par un ligament élastique.

Fig. 40.

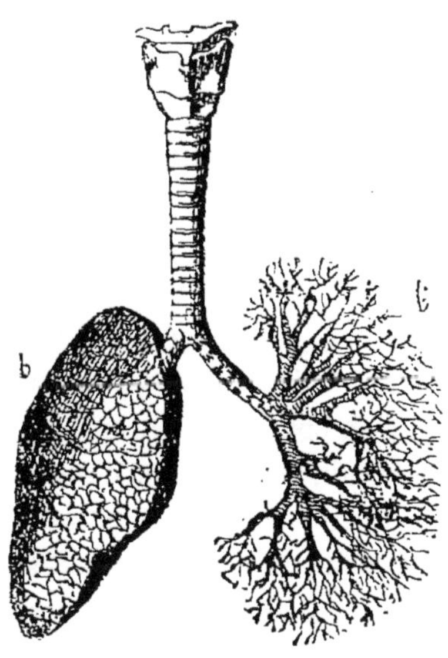

a trachée-artère. — *b* poumon droit intact. — *b'* poumon gauche. (On a représenté les canaux qui portent l'air dans l'intérieur de cet organe.)

Les anatomistes ont donné à ce tube le nom de *trach* (a) ou *trachée-artère* (*fig.* 40). La boîte cartilagineu dont je viens de vous désigner la saillie, contient l'appareil qui sert à l'émission de la voix et auquel je consacrerai un paragraphe spécial.

Environ à la hauteur de la troisième vertèbre dorsale, trachée se divise en deux branches, comme la fourche d'u arbre. Ces divisions qui prennent alors le nom de *bronche* passent l'une dans le poumon droit, l'autre dans le poumo gauche. Bientôt les bronches se divisent à leur tour et cor tinuent à se subdiviser, bientôt leurs ramifications éga lent celles de l'arbre le plus touffu. Les ramuscules von s'amoindrissant et finissent par former d'innombrable tubes capillaires qui aboutissent aux cellules des poumons — ces cellules, malgré leur peu d'étendue, communiquen librement entre elles.

Les poumons sont deux cônes d'un tissu mou et spongieux qui remplissent presque entièrement la cavité du *thorax*. Ils sont contenus dans un sac formé par la membrane qui tapisse les côtes et que l'on nomme plévre; ils agissent indépendamment l'un de l'autre et ne se communiquent que par leur conduit commun, c'est-à-dire par la trachée. Ils se composent de cinq *lobes* (1) inégaux, trois pour le poumon droit, et deux seulement pour le poumon gauche, où le cœur occupe la place du lobe correspondant (*fig.* 41). Les lobes à leur tour se subdivisent en *lobules* qui diminuent peu à peu et se terminent par les cellules respiratoires.

---

(1) Les anatomistes donnent le nom de *lobe* à une portion arrondie et saillante d'un organe quelconque.

Fig. 41.

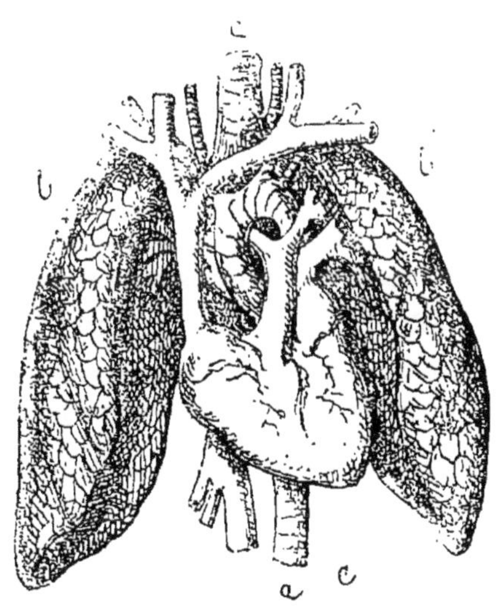

a trachée artère. — *b* poumon droit. — *b'* poumon gauche.
c cœur.

Les poumons ressemblent pour la forme à des cônes irréguliers. Leur couleur, lorsqu'elle n'a pas été altérée par l'âge ou les maladies, est d'un fauve pâle, grisâtre, parfois marbré de violet.

J'arrive maintenant à l'organe qui représente

L'appareil de la Voix.

L'organe où se produit la voix se nomme le *larynx*. C'est une sorte de boîte sans fond située à la partie supérieure et antérieure du cou et qui devient visible lorsqu'on renverse la tête en arrière. La boîte en question se compose de cinq cartilages mobiles les uns sur les autres et revêtus d'une membrane muqueuse. Voici les noms de quatre de ces cartilages : le *thyréoide* (1), le plus grand des cinq, et que des ligaments rattachent à l'os hyoïde ; il se trouve en avant et forme sur le cou la saillie verticale que l'on nomme vulgairement la pomme d'Adam ; — le *cricoïde* (2), anneau qui embrasse la partie inférieure ; — les deux *aryténoïdes* (3), pièces recourbées, placées en arrière, au-dessus de la *cricoïde*, et que l'on a comparées à des becs d'aiguière. A l'intérieur du larynx, on remarque des replis de la membrane muqueuse qui ont reçu le nom de *cordes vocales* et de *ligaments vocaux*. Les deux cordes vocales, aidées par quelques muscles, sont capables en se rapprochant ou en s'éloignant de rétrécir ou d'agrandir l'intervalle qui existe entre eux. C'est cette ouverture triangulaire, nommée *glotte*, dont la contraction ou la dilatation règlent le ton de la voix ; au moment de la déglutition, elle est fermée par l'abaissement de l'*épiglotte* qui représente le cinquième des cartilages dont j'ai parlé plus haut.

(1) Dérivé de deux mots grecs θυρέος, bouclier, et ειδος, ressemblance.

(2) De κρικος, anneau, et ειδος, ressemblance.

(3) De αρυταινα, entonnoir, et ειδος, ressemblance.

L'Œsophage (1)

Le fond de la bouche, où commence le canal alimentaire, affecte la forme d'un entonnoir ; mais le canal lui-même, (figure 39, *l*) ou l'*œsophage* semble assez régulier. C'es une sorte de cylindre légèrement aplati, un tuyau flexible qui fait suite à l'évasement nommé pharynx (2) (fig. 39, *k* descend le long de l'épine dorsale, derrière la trachée e' le cœur. Il traverse ainsi la poitrine et gagne, par une ouverture du diaphragme, l'étage inférieur. Je dirai même, pour continuer la métaphore, qu'une fois qu'il a franchi cette limite, il se dilate au point de former à lui seul un grand salon. Ce salon s'appelle

L'Estomac.

L'estomac (3) humain qui, vous le voyez (*fig.* 42) ressemble à une cornemuse, est posé en travers dans le bas ventre, immédiatement au-dessous du diaphragme et touchant pres que aux côtes. C'est dans ce réservoir que commence le travail de la digestion. Quatre membranes ou tuniques, intimement liées entre elles, composent les parois de l'esto-

---

(1) Dérivé de deux mots grecs *οισιειν*, porter, et *φαγειν*, manger.

(2) Le pharynx (nom grec du gosier) est en quelque sorte le vestibule de l'œsophage qui commence vers le milieu du cou.

(3) Le mot grec *στομαχος* (de *stoma*, bouche, et *ekein*, tenir à) a d'abord servi à désigner le pharynx et l'œsophage.

Fig. 12.

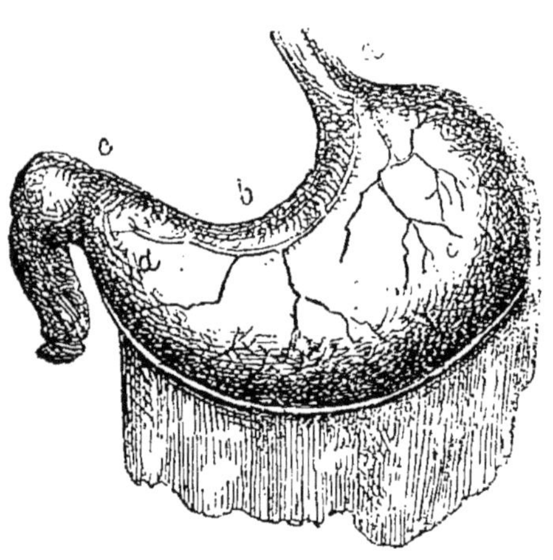

mac : une membrane externe séreuse (le péritoine) (1) une membrane musculeuse, une membrane interne muqueuse Il a deux orifices : l'orifice œsophagien ou *cardia* (ainsi nommée parce qu'il n'est séparé de l'extrémité inférieure du cœur que par le diaphrahme) qui sert de porte d'entrée aux aliments, et l'orifice intestinal ou *pylore,* porte très-essentielle dont il sera question dans un autre paragraphe. Ce viscère se trouve abondamment pourvu de vaisseaux sanguins.

Dans la figure qui précède, *a* représente l'orifice œsophagien ; *b*, la surface concave du cœur ; *c*, la *grosse extrémité* ; *d*, la *petite extrémité* ; et *e* le pylore.

---

(1) Dérivé de deux mots grecs : περί, autour, et τεινειν, étendre.

Les Intestins.

Les intestins commencent à l'extrémité du pylore. Ils se composent d'un canal cylindrique dont la longueur égale environ six fois la hauteur du sujet, et qui se replie sur lui-même dans divers sens. La plus grande partie de l'abdomen ou bas-ventre est remplie de ces intestins.

Fig. 43.

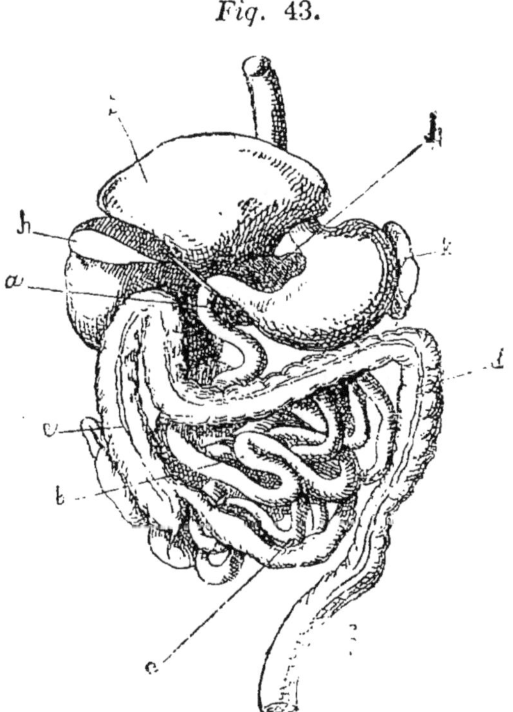

a intestin duodænum. — *b* jejunum. — *c* ileon. — *d* côlon. — *e* cæcum. — *f* rectum. — *g* foie. — *h* vésicule du foie. — *k* pancréas. — *j* rate.

Ce tube ne présente pas le même diamètre sur tout sc parcours. On divise donc les intestins en *intestins grêles* en *gros* intestins. Les premiers, qui forment le commence ment du canal, sont : 1° le *duodenum a* (du latin *duoden* douze, parce qu'il mesure à peu près douze travers de doig qui décrit quelques sinuosités au-dessous du foie, se re courbe, descend vers le sein droit, tourne à gauche et dé passe l'épine dorsale; on l'appelle aussi *second estomac* parce qu'il s'y opère une seconde digestion; — 2° le *jeju-num b* (à jeun, ainsi nommée parce qu'on le trouve presqu toujours vide) qui décrit un grand nombre de circonvolu-tions; et 3° l'*iléon c*, (situé entre les os iliaques ou de l hanche) qui se replie un grand nombre de fois sur lui-même et représente à peu près les trois cinquièmes de la longueur totale des intestins grêles; il a emprunté son nom un mot grec, ειλεν, qui signifie *décrire des circonvolu-tions*.

Les gros intestins sont également au nombre de trois.

Le *côlon d* où aboutit le dernier intestin grêle, s'y rat-tache d'une façon très-curieuse. Au point de jonction, le canal se dilate, formant une sorte de sac ou de poche de trois à quatre pouces de long et d'une largeur égale, qui se loge dans la *fosse iliaque* ou de la hanche droite. Cette poche, le *cæcum* (1) *e* offre à sa surface extérieure des ren-flements très-prononcés et à gauche un prolongement ap-pelé *appendice vermiforme* qui ressemble à un doigt de gant d'un très-petit diamètre et dont l'extrémité fermée ne

(1) Dérivé du latin *cæcus*, aveugle ; cette portion du gros intes-tin a été ainsi nommée parce qu'elle se prolonge en forme de cul-de-sac.

laisse rien échapper. Le côlon, d'un calibre beaucoup plus grand que les intestins grêles, remonte en ligne presque verticale de la hanche jusqu'au foie, traverse le devant de l'*abdomen* au-dessus de l'estomac et par dessus le *duodenum*, sous le nom de *côlon transverse* ou *arc du côlon*; de là, il se dirige un peu en arrière, redescend vers la hanche gauche, où il se loge, contourné en forme d'*S*. Plus loin, le gros intestin prend le nom de *rectum f* et gagne en ligne droite l'orifice externe, la vraie porte de sortie.

Le péritoine recouvre la cavité abdominale et enveloppe en partie ou en totalité les organes contenus dans cette cavité ; cette membrane est humectée à l'intérieur d'un fluide séreux. Ceux de ses replis qui pénètrent entre les intestins et les assujétissent sans gêner leur dilatation se nomment mésentères (du grec μέσος, au milieu, et εντερον, intestin). On appelle *épiploon* (du grec ἐπι, sur et πλέο, je flotte) deux prolongements de la membrane qui forment comme des tabliers graisseux sur la surface des intestins (*voyez figure* 42). Cette membrane sert de moyen de communication entre les vaisseaux sanguins de diverses portions des intestins et contient des glandes qui aident au travail de la nutrition. On suppose qu'elle contribue aussi par son épaisseur à maintenir la température nécessaire aux opérations importantes qui s'accomplissent dans cet étage.

Le foie, le pancréas, la rate.

Le foie, situé au-dessous du diaphragme, à droite de l'estomac, est une masse charnue, convexe par le haut, irrégulièrement concave par le bas, qui reçoit du sang par une foule de petits tuyaux et sécrète un fluide jaune et amer nommé bile par une quantité d'autres vaisseaux qui conduisent ce fluide vers la partie inférieure du foie dans une sorte de réservoir appelé la *vésicule du fiel*, d'où il est versé dans le *duodenum*.

La *vésicule biliaire* ou *vésicule du fiel* a environ la largeur du pouce. Dans la même région, entre l'estomac et la colonne vertébrale, se trouve le *pancréas* (du grec πας, tout, et κρέας, chair), autre masse charnue située au fond de l'abdomen, à la hauteur de la douzième vertèbre dorsale, parmi les courbures du *duodenum*. Ce viscère reçoit aussi du sang et sécrète un liquide incolore et visqueux assez semblable à la salive, nommé *suc pancréatique*, qui se rend également dans le *duodenum* et joue dans le procédé de la digestion un rôle qui n'est pas encore clairement établi.

Sous la partie la plus renflée de l'estomac, on voit la *rate*, viscère mou, spongieux, d'un rouge violet, qui a la forme d'un segment de sphère allongé de haut en bas et d'une longueur de 13 à 16 centimètres; on ignore au juste les usages spéciaux de la rate qui reçoit beaucoup de sons et ne rend rien. A tort ou à raison, on a regardé la rate non-seulement comme le siége de la mélancolie, de l'hypocondrie et de la colère, mais comme l'organe intérieur du rire — de là l'expression : *s'épanouir la rate*. Les anciens s'imaginaient aussi que la rate gênait la respiration des coureurs, ce qui a donné lieu à la locution proverbiale « *ne pas se fouler la rate* » en parlant d'un homme qui ne se presse pas.

Il existe à l'étage inférieur de notre maison, c'est-à-dire dans *l'abdomen* plusieurs autres chambres dont mon cadre ne me permet pas de parler en détail. J'ai maintenant à décrire des salles d'un genre différent — celles qui n'ont aucune communication avec l'air.

J'en ai déjà cité une, la cavité de la poitrine. Il y a, en outre, la cavité du crâne et les cavités du cerveau ou du contenu du crâne. La dernière et la plus importante est :

La Chambre où a lieu la circuloatin du sang.

Cette chambre est plus vaste que vous ne seriez disposé à le supposer tout d'abord. En effet, il faut qu'elle ait une certaine étendue, puisqu'elle contient plusieurs litres de sang. On peut la comparer à deux grands réservoirs souterrains formés par la réunion de milliers de ruisseaux qui coulent côte à côte et dans des sens opposés ; ces ruisseaux, qui ne communiquent pas entre eux, n'ont pas non plus d'issue, ou du moins aucune issue considérable.

Il pourra sembler déplacé de parler de la circulation du sang lorsque j'ai entrepris de décrire une chambre ; mais malgré sa forme irrégulière (*voyez figure* 44), la comparaison me semble admissible puisque nous ne traitons guère ici que la question de capacité. Or, si vous injectiez de l'eau, à l'aide d'une seringue, dans les innombrables canaux auxquels communique le cœur d'un adulte, il vous faudrait employer de 12 à 16 litres de liquide pour les remplir — c'est-à-dire une quantité égale au contenu d'un baquet ordinaire.

Outre les ruisseaux en question, le cœur est divisé à l'intérieur en quatre cavités, deux à droite et deux à gauche. Celles de droite (*a*) reçoivent sans cesse du sang noir, celles

Fig. 11.

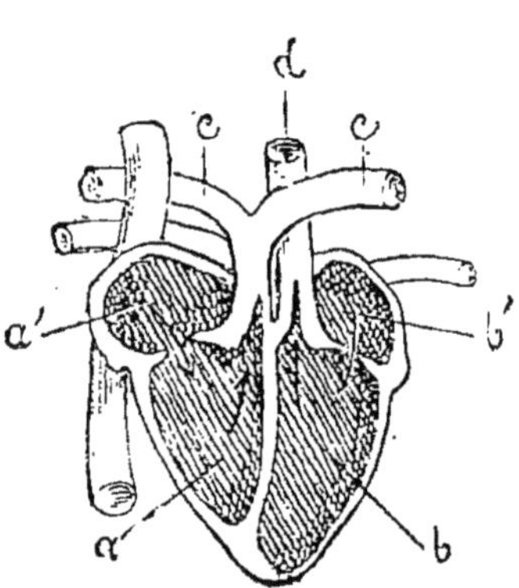

Cœur ouvert pour montrer les cavités intérieures de cet organe.

a cavité droite. — *b* cavité gauche. — *a'* oreillette droite.
b' oreillette gauche. — *c c* artère pulmonaire. — *d* artère aorte.

de gauche (*b*) du sang rouge. Le sang que les vaisseaux cylindriques nommés artères ont porté dans toutes les parties du corps remonte vers la cavité de droite ; il y pénétre par *l'oreillette droite* (*a*) (ouverture située à la base de la cavité) pour passer par une sorte de poche (le *ventricule droit*) dans l'artère pulmonaire (*c*) qui le distribue aux poumons. Des poumons, le fluide gagne l'*oreillette* (*b'*) *gauche*, puis le *ventricule gauche* (*b*), d'où le cœur en se resserrant le chasse dans l'artère *aorte* (*d*) qui le renvoie aux diverses parties du corps.

Les quatre petites cavités du cœur, chez les adultes, contiennent de trois à quatre onces de sang. Le volume de cet organe diffère selon les individus ; en général, il est plus petit chez la femme que chez l'homme ; de la base au sommet, il mesure à peu près douze centimètres, et sa plus grande largeur peut s'évaluer à neuf centimètres et demi.

On trouvera plus loin d'autres détails sur la structure, le mouvement de ce viscère et sur la place qu'il occupe.

Les Chambres du Cerveau.

Avant de décrire ces chambres, je dois vous parler du cerveau plus longuement que je ne l'ai encore fait.

Le cerveau est une masse pulpeuse, molle, de forme ovale qui occupe la plus grande partie de la cavité du crâne. Pour la couleur et l'aspect général, celui de l'homme ressemble assez à celui des animaux domestiques ; mais chez l'homme, toute proportion gardée, il est beaucoup plus volumineux que chez les autres animaux.

Afin de vous rendre compte de son volume, prenez un bout de ficelle et attachez-le autour de votre tête à la racine du nez et à la nuque en le faisant passer sous le lobe des oreilles. L'espace qui se trouvera au-dessus de votre ficelle, (déduction faite de la place qu'occupent les os du crâne, la peau, la chair et les cheveux) représentera la dimension de la cervelle. Et notez que l'épaisseur de l'enveloppe ne dépasse jamais un demi-pouce, tandis que sur certains points elle est à peine d'un quart de pouce. Vous voyez donc que vous ne manquez pas de cervelle. Il existe de la substance cérébrale au-dessous de la ligne que nous venons de tracer ; mais en très-faible quantité, à moins que l'on ne puisse donner le nom de cervelle à la moelle qui remplit la cavité de l'épine dorsale.

Les anatomistes ont deux noms pour désigner cette substance. Le cerveau ou *cerebrum* occupe la partie antérieure et supérieure du crâne. Le cervelet ou *cerebellum*, remplit les fosses occipitales inférieures, immédiatement au-dessous du cerveau, dont il est séparé par la *tente du cervelet*, repli de l'enveloppe appelé *dure-mère*; il représente environ un sixième de la masse. Le tout se trouve protégé par trois membranes distinctes; chez un sujet d'une taille moyenne, la cervelle pèse environ trois livres.

Le *cerebrum* est partagé, au milieu de sa face supérieure, en deux parties égales nommées *hémisphères*; cette division est marquée par un repli de l'enveloppe extérieure du cerveau, repli auquel on a donné le nom de *grande faux* du cerveau, à cause de sa ressemblance avec cet instrument. Les hémisphères affectent une forme à peu près ovale; à la partie inférieure, chaque hémisphère se divise en six lobes, deux sur le devant, deux sur les côtés et deux au dos.

Toute la surface du cerveau et du cervelet présente de de nombreuses fissures, irrégulières et peu profondes, où pénétre la plus fine des enveloppes cérébrales. Cette membrane délicate a reçu le nom de *pia mater (tendre mère)* pour la distinguer de la membrane plus solide qui forme la *grande faux* et qui s'appelle *dura mater*.

Aucune partie de notre corps ne semble plus compliquée que le cerveau et il n'en est aucune dont les fonctions soient moins connues. Les expériences incessantes des savants nous ont fourni une foule de renseignements anatomiques sur cet organe; mais leurs études physiologiques n'ont abouti à aucun résultat positif. Nous savons que le cerveau, grâce au jeu de ses nerfs, remplit un rôle important dans la sensation, le mouvement, la digestion, en un mot dans toutes les fonctions du corps humain ; mais nous ignorons comment ces effets sont obtenus et quelle est la partie de la masse cérébrale qui exerce une influence spéciale.

Il me serait impossible, sans le secours de nombreux dessins, de vous donner une idée exacte des différentes parties dont se compose cet organe délicat et compliqué. Je me bornerai donc à ajouter que dans la masse *encéphalique* (dérivé du grec *en*, dans et *képhalé*, tête), on distingue deux substances : la *corticale* (du latin *cortex*, écorce), portion externe et grisâtre, et la *médullaire* (du latin *medulla*, moelle) portion interne plus molle et d'une nuance blanchâtre. C'est dans la médullaire que prennent naissance les différents nerfs.

Le cerveau contient aussi des chambres. On y découvre quatre cavités nommées *ventricules*. Ces cavités, très-peites à l'état normal, peuvent dans certaines circonstances, acquérir une étendue considérable, se remplir d'un fluide aqueux et amer et causer une terrible maladie connue sous le nom d'*hydrocéphale* ou hydropisie de la tête. On ne sait pas au juste quelles sont les fonctions des ventricules du cerveau.

Le philosophe Descartes a supposé qu'une des chambres intérieures du cerveau était le siége de l'âme, à laquelle divers physiologistes ont assigné un emplacement non moins arbitraire. On a renoncé depuis longtemps à ces théories qui ne s'appuient que sur des hypothèses. Il paraît certain que l'âme immortelle n'habite pas un point isolé mais vit sur tout le parcours du cerveau, de la moelle épinière et du système nerveux en général, ces différentes parties de notre être matériel aboutissant à un centre où

9

s'établit la communication entre notre organisme physique et le principe spirituel.

Les Nerfs.

Les nerfs forment un ensemble de tuyaux flexibles ou de cordons blanchâtres et pulpeux qui tiennent par une extrémité aux centres nerveux et par l'autre aux organes. Ils diminuent peu à peu de grosseur et finissent par devenir d'une finesse extrême. A certains endroits, leur réunion forme des réseaux nommés *plexus* ou des *renflements* nommés *ganglions*.

A la base du cerveau prennent naissance un grand nombre de nerfs qui vont par paires ; la paire qui se trouve la plus rapprochée du front représente les *nerfs olfactifs*. Ces nerfs, passant à travers une foule de petites ouvertures de l'os *ethmoïde*, se divisent et se subdivisent en d'innombrables filaments qui parcourent tout l'intérieur du nez, où ils constituent l'organe de l'odorat.

La *seconde paire*, placée derrière les nerfs olfactifs est plus épaisse et plus arrondie ; elle se dirige vers les yeux, sous le nom de *nerfs optiques* pour former la rétine.

La *troisième paire*, plus petite que la précédente, aboutit aux muscles du globe des yeux.

La *quatrième paire* vient ensuite; ces nerfs, les moins considérables du corps humain, se distribuent principalement dans les muscles obliques supérieurs des yeux.

Plus loin encore, on trouve les plus gros nerfs du cerveau, la *cinquième paire* ou les *trijumeaux*, ainsi nommé parce qu'ils se divisent de chaque côté en trois branches principales. La première de ces branches se distribue au front, à la paupière, à la narine, et, pénétrant dans le globe de l'œil, forme les nerfs ciliaires ; la seconde branche se rend dans la mâchoire supérieure, le palais et les parties avoisinantes, tandis que la troisième branche serpente parmi les muscles et les glandes de la mâchoire inférieure.

La *sixième paire* se porte principalement vers un muscle du globe de l'œil.

La *septième paire*, qui se présente ensuite, est un nerf très-important ; il s'introduit dans le conduit auditif et va ramper dans l'oreille pour y percevoir les sons qu'il transmet au cerveau.

La *huitième paire*, après avoir envoyé des ramifications au fond du gosier, et à la racine de la langue, suit le même trajet que l'*artère carotide* et rejoint le *nerf grand sympathique* pour se distribuer dans diverses parties du cœur.

La *neuvième paire* fournit des nerfs à la langue et aux muscles qui s'y rattachent.

Un autre nerf, cité plus haut, mérite une mention spéciale. car il constitue à lui seul ce que l'on appelle le système nerveux de la vie organique. Ce nerf considérable, formé par de nombreux filets de quelques nerfs du cerveau et de presque tous ceux de la moelle épinière, se distribue principalement aux parties dont l'action ne dépend pas de la volonté, telles que le cœur, l'estomac, les intestins, etc. Comme il s'associe aux fonctions de ces viscères et communique au cerveau leurs sensations réunies, il a reçu à juste titre le nom de *nerf grand sympathique*. C'est grâce à l'opération spéciale de ce nerf qu'un dérangement dans les fonctions de tel ou tel organe se fait douloureusement sentir à une assez grande distance du point affecté, avec quel le grand nerf *sympathise* pour ainsi dire.

La moelle épinière fournit beaucoup de nerfs. Tout long de la pile d'os, nommée *épine dorsale*, on remarq des ouvertures formées par des échancrures de chaque v tèbre. Il existe six trous semblables dans l'os sur leque colonne vertébrale est posée. Ces trous livrent passag des branches de la moelle épinière. Ces branches ou c cordes sont blanchâtres comme la moelle elle-même ; en compte une trentaine de chaque côté, elles se divisent se subdivisent en ramifications innombrables et se dist buent à presque toutes les parties du corps humain. Je c terai à part le *cubital*, paire de nerfs dont le choc prod l'engourdissement de la partie interne du bras, et le *sci tique* (dérivé du grec *ischion*, hanche) dont la lésion pr voque de vives douleurs aux cuisses et aux jambes.

Les nerfs se promènent d'un bout à l'autre de not personne; très-gros à leur point de départ, ils dégénère en fibrilles ou en filets mous tellement déliés qu'il devie presque impossible de suivre leurs ramifications. Enfonce la pointe d'une aiguille sous votre peau et, quelque fin que soit la pointe, vous ressentirez une légère douleur qu prouve qu'un nerf a été atteint. En effet, les nerfs sont si nom breux que s'il y avait moyen de faire disparaître toutes le autres parties de notre individu, sans détruire ou déplace les réseaux nerveux, ils offriraient jusqu'à un certain poin le dessin de la forme humaine. L'ensemble des artères (o des vaisseaux qui portent le sang du cœur aux diver points du corps) produirait un effet identique, si l'on parvenait à les isoler, et l'on peut en dire autant des veines.

Il existe cependant une différence notable entre les nerfs

et les vaisseaux sanguins. Ces derniers sont des tubes creux, tandis qu'il est admis aujourd'hui que les nerfs sont de simples cordes, sans cavité à l'intérieur.

Les nerfs ont pour mission de transmettre la sensation de toutes les parties du corps au cerveau que l'on peut regarder comme leur centre commun. Je vous ai parlé des nerfs qui prennent naissance dans le cerveau ; ils servent aux sens de la vue, de l'ouïe, de l'odorat et à l'*expression* du visage. Eh bien, si un accident, une maladie ou une opération chirurgicale, vient détruire la communication entre l'extrémité d'un de ces nerfs et le cerveau, il y a paralysie ou perte du mouvement et du sentiment dans les parties que parcourent les branches nerveuses de la portion de ce nerf qui n'aboutit plus au cerveau.

Les trente paires de nerfs qui se rattachent à la moelle épinière, depuis son point de jonction avec la tête jusqu'au *pelvis*, transmettent les sensations de peine ou de plaisir éprouvées dans la région qu'ils occupent, et servent, pour ainsi dire, de ressorts aux muscles de l'*appareil de locomotion* au moyen duquel le corps change de place.

Afin d'atteindre ce double but, chacun des grands nerfs *rachidiens* (ou de l'épine dorsale) se sépare, dès sa sortie du trou dit *de conjugaison*, en deux branches qui se renouent un peu plus loin, formant un *ganglion nerveux* à partir duquel il est impossible d'en suivre les ramifications. L'une de ces branches représente la voie par laquelle les impressions reçues par nous arrivent au cerveau, tandis que l'autre donne la force locomotrice aux muscles où elle se distribue.

Vous comprendrez donc comment il arrive que, dans certaines maladies, telle ou telle partie du corps humain perd la faculté de se mouvoir, bien qu'elle reste parfaite-ment capable d'éprouver une sensation ; et comment le mouvement volontaire de telle autre partie n'est pas affecté, quoique cette partie ne soit plus capable d'éprouver le sentiment de la douleur et qu'elle ait perdu le sens du toucher.

CHAPITRE XV

LA CUISINE DE MA MAISON

J'arrive maintenant à la cuisine de ma maison. Le récit de la façon dont les aliments sont transportés dans ce laboratoire, et de ce qui s'y passe, nous fournira un chapitre assez long, mais qui ne manquera pas d'intérêt, j'ose le croire.

Je commencerai d'abord par vous faire observer que si ma maison est aussi sujette que les autres habitations à se dégrader, elle se trouve pourvue d'un mécanisme qui, dans les circonstances ordinaires, répare les dégâts à mesure qu'ils se reproduisent. Vous ne trouverez rien de pareil dans les autres demeures. Nos maçons, il est vrai, peuvent étager ou replâtrer un mur qui menace ruine, relever une cheminée qui tombe ; mais aucun de nos architectes n'a jamais réussi à construire des édifices qui se chargent de se réparer eux-mêmes.

Ma maison, séjour de l'âme humaine, est surtout maintenue en bon état par les rivières qui traversent la *chambre de la circulation*, et voilà pourquoi je vous ai donné, dans un autre chapitre, une description détaillée de cette salle.

Le Sang.

Rien au monde ne ressemble davantage à l'économie du corps humain, rien ne montre mieux comment le corps humain suffit à son propre entretien, que la façon dont l'eau arrive à la surface de la terre. L'évaporation, le liquide que puisent les racines des plantes, les exigences de la nature animale fatiguent et dessèchent sans cesse le sol ; mais une multitude de sources cachées, dont quelques-unes sont très-peu considérables, surgissent dans toutes les directions et distribuent l'humidité nécessaire.

Il est vrai que de vastes amas d'eau apparaissent à la surface de la terre, qui, sous ce rapport, ne saurait être comparée au corps humain. Nous ne devons pas oublier non plus que la terre en partie est arrosée directement par l'atmosphère. Néanmoins, sauf ces exceptions, il existe une analogie générale entre les deux grands procédés. L'eau supplée aux besoins renaissants de la terre, le sang supplée aux dépenses physiques, non moins continuelles, du corps humain, qui, vu l'âme impérissable qu'il renferme, vaut à lui seul un univers.

Répartition du Sang.

Mais de quelle manière ce sang qui coule à travers tant de milliers de ruisseaux empourprés, va-t-il se produisant et se renouvelant? C'est le sang qui nourrit notre individu, il faut donc qu'il se renouvelle sans cesse. Il y a là un travail vraiment curieux qui demande à être traité à part.

La Mastication.

Je vous ai déjà parlé des dents, de leur nombre, de leur forme, etc. Ces os sont principalement destinés à broyer et à triturer les aliments, les matières animales ou végétales qui servent à fabriquer le sang. Le divin Architecte a si bien ordonné les choses, que dès que notre système perd une portion de sa substance, nous éprouvons une sensation peu pénible que nous appelons l'*appétit*, mais qui, lorsqu'elle dure longtemps, peut devenir fort douloureuse sous le nom de *faim*. C'est afin de satisfaire l'appétit ou d'apaiser la faim qui nous poussent à pourvoir à la réparation de notre corps, à compenser ses pertes continuelles, que les dents remplissent d'abord leurs fonctions.

Tandis que ces petits os si durs triturent les aliments, les glandes salivaires sécrétent et versent continuellement dans la bouche, à travers une multitude de petits tuyaux, un liquide transparent, insipide, un peu visqueux. Ce liquide, fourni aussi par d'autres petites glandes située sous la langue, arrive en quantité suffisante pour imprégner la masse broyée et lui donner la consistance d'une pulpe.

Lorsque la masse, ainsi réduite, se trouve assez humectée, une suite de mouvements exécutés par la langue l'arrondit et la pousse vers l'ouverture du gosier ; là, l'action des muscles introduit les aliments dans la voie qui doit les mener à l'estomac. Avant de commencer à descend chaque bouchée passe directement au-dessus de la trap dont j'ai déjà parlé aussi, et si cette trappe ne s'aju tait pas avec une précision admirable sur la trachée c conduit destiné au passage de l'air, nous courrions gra risque d'être étouffés ; car il nous arrive parfois de parle de tousser ou de rire en mangeant, et alors une partie d aliments, au lieu de continuer sa route jusqu'à l'estoma pourrait glisser dans la trachée-artère.

La Trappe.

Il est vrai que cette trappe, dès la première approch d'une substance quelconque, se ferme aussi rapidemen que l'œil lorsqu'un corps étranger menace l'organe visuel mais, comme l'œil aussi, il ne ferme pas toujours asse vite pour empêcher qu'il n'y tombe quelque chose. Le accidents de ce genre causent une vive irritation et des ac cès de toux qui finissent souvent par chasser ce qui a pu pénétrer par surprise dans le conduit aérien. Si la toux ne produit pas ce bon résultat, et qu'il ne s'agisse que d'un parcelle de pain ou de viande, l'irritation cesse bientôt e la substance ne tarde guère à se dissoudre. Quand la porte, au contraire, livre passage à un fragment d'os ou à tout autre corps dur, il s'ensuit de violentes douleurs qui se terminent fréquemment par la mort, à moins que le chirurgien ne parvienne à enlever la cause du mal à l'aide de quelque procédé mécanique.

Pendant que je rédigeais ce chapitre, j'ai lu, dans un journal de médecine, l'histoire d'une petite fille de cinq ans, qui avait eu le malheur d'avaler en jouant un clou de cuivre. Le morceau de métal, tombé dans la trachée, provoqua une légère toux ; puis, aucun symptôme fâcheux ne s'étant manifesté, parents et amis crurent le danger passé. Une année plus tard, à la suite d'un rhume, l'enfant, prise d'une fièvre hectique avec toux violente, transpiration nocturne et crachement de sang, succomba à une phthisie galoppante. Lorsqu'on ouvrit son corps, on trouva le clou de cuivre logé dans les poumons.

J'espère que ceux qui liront ce récit éviteront de mettre dans leur bouche des clous, des épingles, des boutons et tout autre objet du même genre (1). On doit aussi s'abstenir de rire et de parler en mangeant ; car, en agissant ainsi, on prouve, non-seulement qu'on est mal élevé, mais on risque de s'étrangler.

Lorsque les aliments préparés pour la digestion par la salive ont dépassé la langue et la trappe en question, ils tombent dans l'espèce d'entonnoir qui forme l'extrémité supérieure du canal œsophagien. Bien que ce canal se rétrécisse plus loin, il ne gênera jamais la descente des aliments, pour peu que nous mangions avec la lenteur convenable ; mais si nous ne mâchons pas suffisamment notre nourriture, ou si nous l'avalons avec trop de précipitation, elle se trouvera parfois arrêtée en route, de façon à causer

(1) Ces conseils s'adressent aux grands aussi bien qu'aux jeunes enfants ; on sait que le célèbre ingénieur Brunel faillit s'étrangler avec une pièce d'or, avec laquelle il faisait des tours de passe-passe pour amuser ses enfants, et que l'on eut beaucoup de peine à retirer de son gosier.

de graves embarras, et peut-être même faudra-t-il re courir à une opération fort pénible pour la déloger.

La Digestion.

Arrivés sans encombre dans l'estomac, les aliments y séjournent quelque temps, se ramollissent peu à peu et se transforment en une pâte grisâtre connue sous le nom de *chyme*. La chymification, qui donne à la matière ingérée une nature identique, s'effectue par le secours du *suc gastrique* que sécrètent en abondance les parois internes de l'estomac, lorsqu'elles se trouvent en contact avec les aliments. Cette opération curieuse s'accomplit peu à peu par couches concentriques; c'est-à-dire que la surface de la masse nutritive, qui touche aux parois de l'estomac, étant devenue plus molle que le reste, une contraction du viscère fait glisser cette couche vers le *pylore* ou vers la porte de sortie de l'estomac. Le nom de *pylore* est dérivé d'un mot grec qui signifie *portier*. On dirait, en effet, qu'il y a là un gardien qui exerce une sorte de contrôle; car s'il se présente une substance peu propre à entrer dans notre système, peu propre à former du sang, le *pylore* hésite à la laisser passer, et ne semble céder qu'à des importunités renouvelées. Jamais il ne refuse passage à un *chyme* composé de matériaux convenables, mais lui permet de se rendre immédiatement dans la portion des intestins nommée *duodenum* qui se rattache à l'estomac. La première couche de la masse ou du *bol* alimentaire ayant été soumis à ce procédé, la couche suivante subit un traitement analogue, jusqu'à ce que le tout ait été converti par le contact du suc gastrique en une pulpe grisâtre.

Formation du Chyme.

Arrivé dans le *duodenum*, le chyme se parfait ; il se mêle graduellement à la bile, fluide amer versé par deux petits canaux du foie, et au liquide qui vient du *pancras*.

Le foie, vous l'avez vu, est un gros viscère situé en haut et à droite de l'abdomen, et le pancréas se trouve à peu de distance, dans le voisinage de l'épine dorsale.

Après s'être mêlé aux sécrétions de ces deux organes, le chyme s'avance lentement le long des intestins, s'étendant sur leur surface interne ; mais il abonde surtout dans le *duodenum* et dans les intestins voisins.

Les Vaisseaux lactés.

Or, il existe dans le corps humain une série de petits vaisseaux que l'on appelle *veines lactées* et que l'on pourrait comparer à un arbre, car ils semblent avoir comme des racines dans la paroi intérieure des intestins et se réunissent peu à peu pour former un tronc commun.

Ces vaisseaux paraissent très-nombreux dans l'intestin grêle etrare dans le gros intestin. Ce sont, en quelque sorte, des entonnoirs logés dans l'épaisseur du mésentère, qui aspirent les parties les plus nutritives du *chyme*. Dans ce procédé d'absorption, le *chyme* se trouve transformé en un fluide ayant l'aspect du lait et que l'on nomme le *chyle* (1).

Le *chyle*, après avoir été absorbé, est entraîné le long de petits vaisseaux où il se produit. De même que les petits ruisseaux font les grands fleuves, ces vaisseaux grossissent dans leur trajet en se joignant les uns aux autres pour former un grand canal sur les premières vertèbres lombaires. De ce réservoir part un conduit qui remonte, à droite de l'épine dorsale, vers le haut de l'épaule gauche et va verser le chyle dans la grande veine dont la mission est de ramener au cœur le sang du bras gauche. Le chyle se mêle ainsi au sang qui, redescendant aussitôt jusqu'au cœur, passe à travers les poumons pour y subir une modification que j'expliquerai plus loin.

Malgré le rôle si important qu'il joue dans l'économie du corps humain, le conduit principal du chyle, le *canal thoracique*, dû à la réunion successives des vaisseaux chylifères, a des dimensions peu considérables. Bien qu'il contienne tous les éléments nutritifs qui doivent réparer les forces du corps entier, son volume ne dépasse pas celui d'un très-petit tuyau de plume.

La Lymphe.

Il existe une autre série de vaisseaux disséminés sur presque tous les points du corps humain — dans les parties internes, telles que les viscères, aussi bien que dans

(1) Dérivé du grec Κυλος, suc.

les parties externes, telles que les muscles et la peau. Ils sont donc très-nombreux, très-petits pour la plupart. Les humeurs qu'ils renferment remontent, comme le sang des veines, des racines vers le tronc. Ces vaisseaux portent le nom de *vaisseaux lympathiques* ou *vaisseaux absorbants*. Leur mission consiste à former la lymphe et à la répandre dans la circulatiou. La *lymphe* (du grec νυμφέ eau) est un liquide d'un ton transparent, jaunâtre et rosé, mais qui diffère complètement du sang.

Le *chyle*, à l'état pur ressemble au sang sauf pour la couleur. Les petits globules qui nagent dans le sang et lui donnent sa couleur, sont nombreux dans le chyle; seulement, au lieu d'être rouges, ils sont blancs.

Nous serons mieux à même de juger si le chyle change de couleur dès qu'il se mêle au sang, ou si le changement n'a lieu que lorsqu'il a traversé les poumons, quand nous aurons parlé de la nature du sang et des transformations qu'il subit dans ce dernier organe.

J'ajouterai, que quoique la lymphe remplisse, à n'en pas douter, un rôle important dans le phénomène de la nutrition, les savants n'ont pas encore découvert la part d'influence qu'elle exerce.

Matériaux qui servent à composer le sang.

Le divin Créateur a disposé ce merveilleux appareil, qu'on nomme le corps humain, de façon à lui permettre de tirer du *chyle* de toutes les substance alimentaires, soit animales, soit végétales. La quantité comme la qualité du chyle varient selon les substances; les unes le produisent très-rapidement, les autres très-lentement. Certaines matières, soumises au procédé de la digestion, émettent beaucoup de chaleur, d'autres en émettent fort peu ; enfin, les unes causent une grande agitation, de grands troubles dans l'estomac, tandis que d'autres n'y causent aucun dérangement.

En règle générale, les substances qui produisent le moins de calorique et le moins de dérangement dans les organes digestifs donnent le meilleur chyle et le meilleur sang. Ces substances sont donc celles qui nous conviennent le mieux. Il faut se rappeler toutefois que beaucoup dépend de nos habitudes. Le piment par exemple, finit par devenir presque indispensable à un estomac gâté par l'abus de stimulants de ce genre.

Les meilleurs matériaux que l'on puisse soumettre au procédé de la digestion, sont le lait, le pain, le riz, le tapioca, les légumes verts ou farineux, la viande fraîche, le poisson, les œufs, le beurre et les fruits mûrs. Toutes ces substances se digèrent aisément si l'on a soin de les bien broyer, de les imprégner de la salive nécessaire et de ne point surcharger son estomac. Quelle que soit leur excellence, elles ne produiront qu'un sang d'une qualité inférieure, elles nous *nourriront* moins si nous ne savons pas faire bon usage de nos dents. De même, si nous en prenons une trop grande quantité, nous avons plus de peine à nous les assimiler. Les liqueurs spiritueuses ne produisent ni chyle ni sang ; le vin, le cidre, la bière, le café, le thé n'en produisent que très-peu. En outre, ils contiennent divers principes qui, loin d'être avantageux au corps humain, lui sont tout-à-fait nuisibles. C'est à peine si l'on peut dire que l'eau contribue à former du chyle ou du sang; mais au moins elle apaise la soif et compense l'évaporation.

J'ai maintenant à vous parler du sang. Je vous dirai : 1° Ce que l'on y trouve — 2° A quoi il sert — 3° Comment on l'entretient en bon état.

Ce que l'on trouve dans le sang.

Si nous ouvrons une veine avec une lancette et que nous recevions dans un vase le sang qui coulera de la blessure, ce sang, exposé à l'air, ne tardera pas à s'épaissir ou, pour employer le mot consacré, à se *coaguler*.

A la surface de la partie coagulée on verra apparaître de nombreuses gouttelettes d'un fluide jaunâtre dont le nombre augmentera graduellement et qui se rejoindront, si bien que ce liquide peu épais deviendra bientôt plus abondant que la portion coagulée. La partie aqueuse du sang qui se montre ainsi à la surface, se nomme le *serum*.

Lorsque l'on prend le *caillot* ou le sang coagulé pour le laver avec soin, on peut lui enlever presque toute la matière colorante. Il reste alors un résidu blanc appelé *fibrine* qui ressemble beaucoup à la substance fibreuse dont les muscles sont formés.

La matière colorante que l'on enlève se compose de petits globules qui nageaient dans le sang et qui, après la coagulation, sont restés mêlés à la fibrine. Vous avez vu que des globules pareils flottent dans le chyle, mais que les globules du chyle sont blancs.

On ignore d'où vient la couleur des globules du sang Quelques auteurs pensent qu'elle est produite par le fer ou plutôt par le phosphate de fer qui existe en petite quantité dans le sang.

Le sérum se compose en grande partie d'albumine et d'eau ; il renferme aussi, en légères quantités, diverses matières grasses et salines. L'albumine du sang et l'albumine de l'œuf ou *blanc d'œuf* sont des substances presque identiques.

Les trois principaux ingrédients du sang sont donc les globules, la fibrine et le sérum.

A quoi sert le sang.

Les diverses parties du corps humain, qu'elles soient solides ou liquides, dures ou molles, sont formées par le sang. Je vous ai dit comment ce fluide est distribué par le cœur sur tous les points de notre individu et comment il pénètre jusque dans les os.

Je vous ai aussi parlé de la salive, du sac gastrique, de la bile ; et, à propos de ces liquides, je me suis servi du mot *sécrétion*. Or, dans le sens anatomique, *sécrétion* désigne un produit du sang. Non seulement la salive, les larmes, le suc gastrique, le suc pancréatique, la bile, sont des sécrétions, mais le mucus qui humecte les membranes muqueuses, l'eau qui se trouve dans le cerveau, dans les poumons, etc. ; en un mot tous les fluides, (sauf ceux des passages alimentaires) sont tirés d'un réservoir commun, le sang, et portent le nom générique de sécrétions.

Vous me demanderez sans doute de quelle manière la sécrétion s'effectue. Quelquefois elle a lieu grâce à l'intervention des glandes et quelquefois sans leur intervention.

Une glande est un corps mou, rempli d'artères, de veines, de nerfs, de vaisseaux absorbants et au point qu'il paraît ne pas se composer d'autre chose. Voici (*fig.* 45) un dessin des vaisseaux des reins, tels que ces vaisseaux apparaîtraient si l'on détruisait les parties intermédiaires à l'aide d'un acide.

Fig. 45.

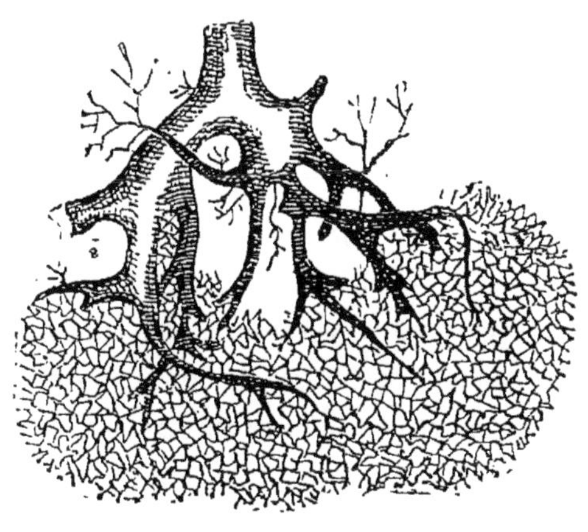

Les reins cependant ne donnent pas une aussi bonne idée que le foie de la nature des glandes. Les organes de ce genre les plus considérables sont le foie, la rate, le pancréas, la parotide, et quelques unes des glandes salivaires. Il existe en outre d'innombrables petites glandes dans le corps humain. La cire des oreilles et l'huile de la peau, dont j'ai parlé, sont sécrétées par des glandes.

Dans leur parcours, les vaisseaux lymphatiques ou absorbants, se relient partout à des glandes ou ganglions lymphatiques dont les plus gros ont le volume d'une noisette Les petites tumeurs qui se montrent parfois sur le cou ou sous les aisselles ne sont autre chose que des glandes lymphatiques enflammées.

Toutes les glandes sécrétent quelque liquide et le sang, qui fournit invariablement les matériaux des diverses sécrétions, est envoyé par le cœur dans les nombreux vaisseaux où elles se produisent.

Les Sécrétions.

J'ai déjà dit que certains liquides du corps humain semblent être sécrétés sans le secours des glandes. Ils paraissent provenir directement des vaisseaux sanguins ; mais nous ignorons comment ils se forment. On a supposé qu'ils pénétrent à travers les parois de ces vaisseaux et de récentes expériences confirment cette hypothèse. Voici, par exemple, un vaisseau qui renferme du sang, et de l'autre côté, séparé du liquide rouge par une enveloppe qui n'a guère que l'épaisseur d'un cheveu, se trouve du suc gastrique, du chyme ou du chyle. Or, le chyme et le chyle, tirés des matières alimentaires, ne renferment ni soufre, ni fer, ni azote, tandis qu'à moins d'un douzième de pouce de distance, coule un fluide qui contient toutes ces substances. Par quel procédé mystérieux ces petits vaisseaux transforment-ils ainsi avec une rapidité incroyable, un liquide laiteux, extrait de matières les plus simples, du pain ou des légumes que nous mangeons ? C'est là un problème que les savants cherchent en vain à résoudre.

Je le répète, le sang forme non-seulement les parties liquides, mais les parties solides du corps humain. Les os ne sont d'abord qu'une masse de gélatine qui durcit grâce au dépôt du sang contenu dans ses petits vaisseaux. Les vaisseaux absorbants commencent par enlever une molécule de gélatine; puis arrive, pour combler le vide, une molécule de sang ou de quelque substance que renferme le sang.

Les molécules qui viennent successivement remplacer la gélatine sont de la chaux, du phosphate de chaux, ou du moins elles sont capables de produire de la chaux. Qui donc dirige ces molécules de chaux vers l'endroit où elles sont nécessaires? Qui donc leur ordonne de ne pas s'arrêter avant d'avoir atteint l'os qui les attend ! C'est le divin Architecte qui a voulu que notre maison pût se réparer elle-même.

Pour ma part, je ne puis songer sans admiration à la facilité avec laquelle notre système enlève au sang ce dont il a besoin. Sur le parcours des grands canaux ou des artères à travers lesquels le sang entraîne tous ses trésors, Dieu a placé une multitude de petits conduits qui ont pour mission de tirer du sang, à mesure qu'il voyage, la nourriture nécessaire à leur entretien et à celui des régions voisines. Ces conduits, si petits et si délicats qu'ils soient, ont, non-seulement le pouvoir merveilleux de saisir au passage ce qui leur convient, mais de repousser et de rejeter dans la masse commune ce dont ils n'ont pas besoin.

Par exemple, les organes situés au bout des doigts, lorsque le sang arrive, prennent au fluide l'élément indispen sable à leur entretien et à la formation des ongles, tandis qu'ils laissent remonter vers la tête ce qui ne peut contribuer qu'à faire des cheveux. Il en est de même de tous les autres organes. Quant aux substances solides ou liquides, dont l'économie du corps humain ne saurait tirer le moindre profit, elles sont retirées au dehors.

Le mouvement du cœur.

Les anatomistes les plus savants ignorent la cause des contractions musculaires du cœur qui se renouvellent tant de fois par minute. Nous savons seulement que le jeu des

Fig. 46.

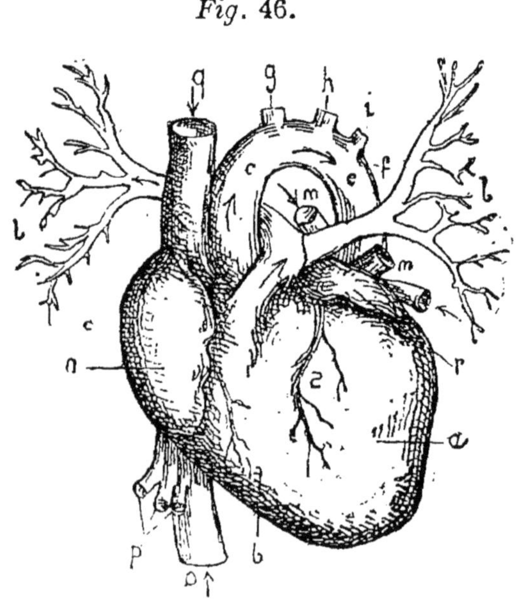

poumons n'y est pas étranger, et nous pouvons nous faire une idée du genre de force qui le fait agir, une fois que l'action commence; mais, en somme, la vraie cause du mouvement continu du cœur ou des poumons est un de ces grands mystères que l'avenir ne se chargera sans doute pas d'éclaircir.

Vous savez que l'on n'a qu'à poser la main sur sa poitrine, du côté gauche et sur les côtes du milieu, pour sentir battre le cœur. Cet organe important, qui n'est guère plus gros que le poing, est une masse charnue, forte et musculaire. La figure qui précède (*fig.* 46) représente ce viscère tel que vous l'apercevriez si vous pouviez le voir en plein mouvement dans ma poitrine. Notre dessin nous le montre dans la position qu'il occupe dans le corps humain, mais dépouillé d'une partie des vaisseaux qui entraînent et ramènent le sang.

Le dessinateur a aussi débarrassé cet organe du *péricarde*, sorte de sac membraneux qui entoure le cœur tout entier et l'origine des gros vaisseaux. Cette membrane, une des plus solides du corps humain, se trouve pourvue d'artères, de veines et de nerfs.

Il a déjà été question du cœur dans un autre chapitre, cependant, puisque je vais tâcher de vous expliquer ses fonctions, je crois nécessaire de vous donner de plus amples détails sur cet organe.

Le cœur, à proprement parler, est un muscle creux, de forme conique, dont le poids moyen, qui augmente après la soixantième année, est de 225 grammes de 15 à 30 ans, de 285 grammes de 30 à 50 et de plus de 300 grammes jusqu'à 60. Je noterai qu'en général il est plus petit chez la femme que chez l'homme. Il se loge sous les cartilages des côtes et du *sternum* vers le milieu de la poitrine et un peu à gauche. Sa large base, où s'ouvrent les grands vaisseaux, se relève obliquement en arrière, faisant presque face à l'épine dorsale, tandis que la pointe étroite se projette en avant et vers la gauche. Le cœur contient *quatre* chambres ou cavités distinctes, deux à droite et deux à gauche. Les deux cavités supérieures se nomment l'*oreillette droite* et l'*oreillette gauche*, et les deux cavités inférieures *ventricule droit* et *ventricule gauche*, L'oreillette droite reçoit les deux plus grandes veines du corps humain, les *veines caves;* la surface intérieure du ventricule droit, beaucoup plus grand, offre (comme le ventricule gauche, du reste), un grand nombre de saillies musculaires nommées *colonnes charnues*. L'orifice par lequel communiquent ces deux chambres superposées porte le nom de *volvule tricuspide*, — cette volvule est fixée aux colonnes charnues au moyen de plusieurs ligaments tendineux.

En haut et à gauche du ventricule droit, on voit l'embouchure de l'artère pulmonaire, embouchure garnie de trois volvules dites *semi-lunaires*. Cette artère, d'un volume considérable, passe derrière le *sternum;* là elle se divise en deux branches qui correspondent aux deux lobes des poumons où leurs ramifications distribuent le sang artériel.

Aux extrémités des ramifications les plus menues de l'artère pulmonaire commencent les *veines pulmonaires*, série de petits vaisseaux qui se rejoignant peu à peu, forment quatre grands troncs. Ces troncs aboutissent à l'*oreillette gauche* du cœur, dont l'aspect et la dimension ressemblent à ceux de l'oreillette droite, mais qui est composée d'un tissu beaucoup plus solide. Au-dessous de l'*oreillette gauche* se trouve le *ventricule gauche*, séparé de la cavité supérieure par une valvule nommée, à cause de sa forme, *valvule mitrale*. Ce ventricule a des parois bien plus épaisses et plus solides que son voisin de droite, bien qu'il ait des dimensions égales ; une forte cloison charnue empêche toute communication entre les deux chambres. Les deux oreillettes sont séparées d'une façon non moins complète.

La partie supérieure du ventricule gauche livre passage à l'*aorte*. Ce gros vaisseau, à son point de départ, a environ le même volume que l'artère pulmonaire et débouche par trois valvules semi-lunaires. L'aorte, principale artère du corps humain, se remonte d'abord à droite, puis décrit une courbe à gauche, d'avant en arrière, voyage entre l'*artère pulmonaire* et la *veine cave*, descend le long de la colonne dorsale et distribue de grandes branches sur son parcours.

Veuillez maintenant jeter un coup-d'œil sur la figure précédente dont voici l'explication :

o q extrémités d'une partie de la *veine cave* qui ramène le sang au cœur.

p veines avoisinant la *veine cave*.

n oreillette droite.

b ventricule droit.

k artère pulmonaire, dont *l l* représentent les deux branches.

m m veines pulmonaires aboutissant dans l'oreillette gauche.

a ventricule gauche.

c e f courbe ou *crosse* de l'aorte — *g h i* branches de l'aorte se distribuant au cœur et aux extrémités supérieures.

s artères *cardiaques* fournies par l'*aorte*.

Les flèches indiquent la direction dans laquelle s'effectue la circulation.

Or voici comment a lieu la *circulation du sang :*

Les veines de toutes les parties du corps se réunissent pour former les deux *veines caves* qui, pénétrant par l'*oreillette droite,* versent dans ce réservoir leur contenu, que le trajet accompli n'a pas contribué à purifier. Une contraction musculaire de la cavité pousse le sang dans le *ventricule droit,* d'où les *valvules tricuspides* et la pression du fluide qui l'a remplacé l'empêchent de remonter. Le ventricule droit se trouve à peine rempli qu'il se contracte à son tour avec beaucoup de force et envoie son contenu dans l'artère pulmonaire ; — là encore les valvules semi-lunaires lui interdisent un mouvement rétrograde. Le sang est distribué par ce dernier vaisseau aux poumons ; il y rencontre l'air atmosphérique, sans cesse introduit dans la poitrine, et s'emparant d'une portion de l'*oxygène* ou principe vital de l'air, change de couleur et de qualité. Le sang veineux perd alors la teinte foncée qu'il avait acquise durant la circulation ; de brun-rouge il devient rouge-clair et se transforme en sang artériel, propre à la nutrition et à la sécrétion. Quand il a ainsi reçu de l'air le principe vivifiant, d'innombrables canaux — les veines pulmonaires — l'amènent dans l'*oreillette gauche* dont une soudaine contraction l'envoie dans le *ventricule gauche,* la *valvule mitrale* empêchant tout retour en arrière. Au sortir de ce ventricule ou de la quatrième cavité du cœur, il s'élance dans la grande courbe de l'*aorte* pour être distribué, dans un état de pureté complète, à tout le corps ; puis, dès qu'il a rendu les services qu'on en attend, dès qu'il a rempli son rôle dans les divers procédés de la sécrétion, il est reconduit à travers les veines dans une condition beaucoup moins pure, pour passer de nouveau par le cœur et par les poumons, où le contact de l'air lui enlève ses mauvaises qualités.

Il est un détail des phénomènes accomplis par l'appareil circulatoire que je ne dois pas négliger de vous signaler. Deux des cavités du cœur se remplissent en même temps, et les deux autres se contractent au même instant. Ainsi, tandis que le ventricule droit pousse le sang dans l'artère pulmonaire, le ventricule gauche lance son contenu dans l'aorte. Vous comprendrez donc que les *oreillettes* et les *ventricules* se contractent et se dilatent alternativement, les oreillettes agissent de concert avec les artères et les ventricules de concert avec les veines.

Des valvules, assez semblables à celles du cœur, existent dans toutes les grosses veines ; mais leur présence ne suffit pas pour expliquer comment le sang peut suivre une marche ascendante. La pression exercée sur les veines va diminuant du côté du cœur, ainsi que vous le reconnaîtrez aisément, et, comme les artères y versent leur sang, la pression augmente sans cesse du côté opposé. Outre cette pression générale, il y a une pression *locale*. La plupart des veines courent dans la peau, parmi les muscles ou sur des points où s'accomplit un mouvement quelconque, qui pousse naturellement le sang dans une direction ou dans une autre. Or, comme les valvules ne souffrent pas que le fluide retourne en arrière, la pression le fait monter lentement, et il s'élève ainsi jusqu'à ce qu'il parvienne jusqu'au cœur.

C'est à la contraction des ventricules, que j'ai décrite plus haut, que sont dus les battements du cœur, si faciles à sentir, et qui se renouvellent environ soixante fois par minute chez les adultes jouissant d'une bonne santé. Chez les femmes ils sont un peu plus fréquents.

Le Pouls.

Ces battements de cœur, qui ont lieu dès que le sang est poussé dans les artères, paraissent se manifester dans les grandes artères sur tous les points du corps. Je dis qu'ils paraissent se manifester ; car c'est là une question qui n'est pas encore résolue. Nous savons seulement que si nous posons le doigt sur une artère sur le poignet, sur le cou-de-pied ou sur un point du corps où les vaisseaux se trouvent près de la surface extérieure, nous sentons battre le *pouls* dont les battements correspondent exactement à ceux du cœur.

Ce sont les variations qu'on remarque dans la fréquence, la force, la tension et d'autres qualités du pouls qui permettent de juger de l'état du système circulatoire. Nos médecins consultent en général l'artère radiale à environ un pouce au-dessus du poignet, convaincus que le pouls est le même dans tout le réseau artériel. Les docteurs chinois ne semblent pas partager cette conviction, car ils ont coutume d'interroger le pouls sur divers points du corps.

La force du Cœur.

Les calculs des physiologistes sur la force d'impulsion du cœur sont loin de s'accorder ; selon les uns elle ne serait que de quelques onces, d'autres l'estiment à 180,000

livres ! La pression est assurément très-forte ; mais on se rapprochera probablement de la vérité en l'évaluant à un poids moyen de 20 à 30 livres chez les adultes. Ceux qui se sont arrêtés à des chiffres aussi exagérés que celui que je viens de citer ne pouvaient expliquer autrement la rapidité avec laquelle le sang accomplit de longs voyages à travers des artères souvent tortueuses. Ils oubliaient que, grâce à la curieuse combinaison que j'ai décrite, les veines, en se désemplissant, laissent un vide où le sang des artères se précipite (1), de sorte que la pression ou plutôt la résistance de ces dernières au contenu du cœur diminue sans cesse, si bien qu'il se forme un courant régulier.

Vaisseaux capillaires.

Ils oubliaient aussi, je crois, la structure et l'emploi des vaisseaux dits *capillaires*, d'une ténuïté merveilleuse que l'on trouve en si grand nombre dans la peau, dans les muscles — en un mot dans toutes les parties du corps. Les parois de ces petits canaux, comme celles des autres artères, sont musculaires et on admet qu'ils peuvent attirer le sang du cœur. Des chirurgiens distingués ont même prétendu que les vaisseaux capillaires font une grande partie de la besogne.

Ici, comme partout, il faut éviter de tomber dans les extrêmes. Il est certain que le cœur refoule le sang avec

(1) On a dit, non sans raison, que la nature a horreur du vide.

une force remarquable et les vaisseaux capillaires agissent en même temps comme autant de pompes en miniature. Le vide dont j'ai parlé doit aussi produire son effet. En somme, le procédé de la circulation est vraiment merveilleux ; mais il faudrait y consacrer un volume de texte et un volume de planches si on voulait expliquer en détail ce phénomène.

Observations generales sur la circulation du sang.

Un mécanicien qui comprendrait à fond la structure du cœur humain serait disposé à s'écrier : il marchera ! mais je m'imagine aussi qu'à l'aspect des complications et de la délicatesse de quelques parties de l'appareil, il craindrait de le voir bientôt se détraquer ; car les machines les plus solides s'usent vite lorsqu'on les emploient continuellement. Et voilà cette machine, si frêle en apparence, qui fonctionne nuit et jour pendant quatre-vingt dix ans et plus ! Que diriez-vous d'une locomotive qui se fournirait à elle-même son combustible et donnerait pendant ce laps de temps quelque chose comme cent mille coups de piston toutes les vingt-quatre heures.

Chaque ventricule peut contenir au moins une once de sang. Or, le cœur se contracte quatre mille fois par heure ; il s'ensuit qu'en une heure, il passe par le cœur quatre mille onces ou trois cent cinquante livres de sang. Le corps humain renferme à peu près vingt-cinq livres de sang, de sorte que le cœur en reçoit quatorze fois par heure ou toutes les quatre minutes une quantité égale à la masse entière. Songez un peu aux chiffres auxquels on arrive lorsqu'il s'agit d'un très-grand animal. Le docteur Bunter, dans un travail où il rend compte de la dissection d'une baleine, dit : « l'*aorte* ne mesurait pas moins d'un pied de diamètre. Le cœur du cétacé lance, d'un seul jet, de 40 à 60 litres de sang dans ce tube d'un pied de diamètre, et cela avec une force qui établit un courant d'une vélocité incroyable. » N'y a-t-il pas là de quoi frapper notre imagination ?

J'aime à croire que les détails que j'ai donnés sur l'admirable mécanisme, sur le curieux appareil circulaire grâce auquel ma maison répare elle-même les injures du temps, vous laisseront une idée assez exacte de l'anatomie du cœur humain. Dans tous les cas je crois en avoir assez dit pour que vous soyez pénétrés d'admiration pour une œuvre aussi merveilleuse !

CHAPITRE XVI

LA CUISINE DE MA MAISON (*Suite et fin.*)

Nous voici en état de traiter un autre sujet — l'étude des procédés à l'aide desquels le sang se purifie, en dépit des obstacles qui semblent s'opposer à ce résultat.

La Purification du sang.

La purification du sang s'effectue grâce à l'influence de l'air atmosphérique. Mais comment l'air s'introduit-il dans le corps humain? Pouvons-nous le manger ou le boire? Peut-il pénétrer par les yeux, les oreilles ou le nez? Pas précisément. L'air peut, à la vérité entrer dans le nez; mais réduit à ne se servir que de cette voie, il ne saurait aller plus loin que le gosier sans revenir sur ses pas et être expulsé par la bouche. Nous avalons un peu d'air avec nos aliments, mais en quantité trop minime pour qu'il produise beaucoup d'effet.

Néanmoins presque toutes les parties du corps humain contiennent de l'air — toutes les grandes cavités, la poitrine, l'abdomen, etc., en renferment. S'il n'en était ainsi, nous serions bientôt écrasés. L'atmosphère qui nous entoure pèse sur chaque point de notre individu avec une force de vingt-cinq livres par pouce carré. La force totale de cette pression sur un homme de moyenne taille est estimée à environ trente-deux mille livres; mais l'air que renferme notre corps établit un équilibre en opposant sa pression à celle de l'air extérieur et rend presque nul cet énorme poids.

Quand j'ai dit que le sang se purifie au contact de l'air, j'aurais dû ajouter que ce phénomène ne s'accomplit pas tout simplement par suite de l'introduction graduelle et de la circulation de l'air dans les vaisseaux. Le procédé en effet est beaucoup plus rapide et plus efficace. Je vais essayer de vous expliquer comment le phénomène a lieu.

Les Poumons.

Notre maison se trouve pourvue d'un curieux appareil que l'on peut comparer à un grand soufflet dont le jeu admirable nettoie et purifie le sang. Cet appareil occupe presque tout l'étage supérieur, ne laissant libre qu'une petite chambre où loge le cœur. Il souffle, se gonfle et se dégonfle vingt ou vingt-cinq fois chez les personnes adultes, qu'elles marchent ou qu'elles s'arrêtent, qu'elles soient endormies ou éveillées, et cela jusqu'à ce qu'elles aient cessé de vivre. Vous devinez que je parle ici des poumons, que j'ai déjà décrit. Je vous ai aussi entretenu de la trachée artère, conduit de l'air qui envoie des milliers de ramifications dans les cellules des poumons, et je vous ai montré ces cellules doublées d'une membrane muqueuse; mais je ne vous ai pas dit combien d'air peuvent contenir ces petites cellules qui forment des vides dans outes les substances du tissu pulmonaire, ni quelle es t'étendue superficielle de la membrane sur laquelle l'a passe afin de remplir son rôle de purificateur.

Les tuyaux et les vides des poumons sont si nombreu que la surface de la membrane muqueuse qui les recouvr égale celle de la peau d'une personne adulte de taill moyenne, c'est-à-dire qu'elle recouvre un espace d'envi ron quinze pieds carrés. Or, l'air que nous respirons circul sur toute cette surface lorsque nous sommes en bonn santé, produisant dans le sang une transformation sur la quelle je vais vous donner quelques détails.

Capacité des Poumons.

On n'est pas d'accord sur la quantité d'air qui peut trouver place dans les poumons. Plusieurs physiologistes estiment qu'elle est d'environ deux cents pouces cubes chez l'homme adulte ; mais de récentes expériences ont démontré qu'elle est en moyenne d'un demi-litre. Dans l'exhalation, tout l'air que contiennent les poumons n'est pas expulsé, et l'aspiration naturellement ne remplace que la quantité exhalée. L'action qui consiste à avaler l'air se nomme *aspiration*, celle qui consiste à le rejeter *exhalation*, et les deux actions réunies complétent le phénomène de la *respiration*.

Dans l'état de santé ou de calme, on compte de quinze à seize inspirations par minute. Un mouvement accéléré — la course, par exemple — augmente sensiblement ce nombre. Dans les mouvements d'expirations ordinaires, les cellules pulmonaires de l'homme retiennent de six à huit fois autant d'air qu'il s'en échange par chaque inspiration. La capacité du thorax joue nécessairement un grand rôle dans ces fonctions ; les femmes dont les poumons sont en général beaucoup plus petits que ceux des hommes, aspirent une quantité moindre d'air et les enfants un volume moins considérable encore.

La Respiration.

Mais comment s'effectue la respiration? Pour bien comprendre ce phénomène, il nous faut jeter un nouveau coup-d'œil sur la charpente du corps humain.

Les côtes, bien qu'attachées à l'épine dorsale, ne sont pas si solidement soudées qu'elles ne puissent se mouvoir. Ce mouvement, fort singulier, est assez difficile à décrire dans un ouvrage de ce genre. Je me contenterai donc de vous dire qu'il est de nature à augmenter de beaucoup la cavité de la poitrine à chaque aspiration et à la diminuer d'autant à chaque exhalation pourvu toutefois, qu'aucune pression extérieure et aucune maladie ne gênent le jeu des poumons.

Ce mouvement des côtes est produit en partie par la contraction des muscles environnants la poitrine. Il y a deux de ces muscles entre chaque paire de côtes, et comme on compte douze côtes de chaque côté de la poitrine, il existe quarante-huit muscles occupés à faire marcher le soufflet chaque fois que nous respirons. En outre, une centaine d'autres muscles participent plus ou moins à ce travail.

Dans l'état de santé, le soufflet s'agite de quinze à vingt

fois par minute ; mais lorsqu'on se livre à de viol exercices, tels que la course ou la natation, les aspirati sont plus rapides. Certaines maladies produisent le mê effet, et les mouvements sont aussi plus nombreux c les enfants. Quand l'agitation de ce corps force les p mons à accélérer ainsi leur jeu, le mouvement du cœ s'accélère dans la même proportion, la respiration et contractions du cœur correspondant toujours entre elles

Or à quoi sert cette action multiple? A quoi bon ce de litre d'air introduit dans les poumons et qui s'étend une surface de quinze pieds carrés, tandis qu'un au demi-litre d'air est exhalé dans le même délai? Où t l'effort incessant de ce mécanisme? C'est ce que je p vous expliquer jusqu'à un certain point.

Le sang dans les conditions naturelles, avant qu'il ne soit distribué dans toutes les parties du corps, est compo de quatre substances, de celles que les chimistes nomm corps simples ou éléments. Ce nom de *corps simples* le vient de ce qu'on ne peut les décomposer.

Je ne citerai ici que quatre corps simples élémentair qui entrent dans la composition du sang : l'oxygène, l' zote, l'hydrogène et le carbone, dont voici les propo tions :

Cent parties de sang donnent

53	parties	de carbone,
24	—	d'oxygène,
16	—	d'azote,
7	—	d'hydrogène,
100		

Mais lorsque le sang a circulé à travers le corps et qu

les veines le ramènent vers l'oreillette droite et le ventricule droit du cœur, sa composition a bien changé. Il est devenu d'un rouge brun auquel il doit son nom de *sang noir*. Dans cet état, on trouve qu'il est chargé d'une grande proportion de carbone, en dépit de ce que les surfaces qu'il a parcourues ont fait pour l'en débarrasser ; car, chose remarquable, la purification dont je vais parler comme s'effectuant dans les poumons a lieu aussi sur une petite échelle sur toute la surface intérieure du corps. Mais il reste encore beaucoup à faire ; car l'artère pulmonaire ramène le sang au cœur à l'état de sang noir, surchargé non seulement de carbone, mais mélangé d'autres ingrédients nuisibles, recueillis dans son passage à travers le corps et dont la présence le rend impropre à former les tissus, les sécrétions, etc. Il contient aussi, cinq heures après chaque repas, une masse de chyle récemment introduite dans le système et qui a sans doute besoin de traverser les poumons avant de s'assimiler au sang de manière à lui permettre de livrer au corps la nourriture convenable.

Arrivé dans les poumons, le sang se répand presque aussitôt sur le vaste espace représenté par les innombrables cellules et exposé ainsi à l'influence de l'air. Une merveilleuse transformation s'opère alors, le sang purifié et ravivé pénètre dans l'oreillette et le ventricule gauche. Sa couleur est devenue écarlate, c'est du *sang rouge* ; il a perdu son excès de carbone et ses autres ingrédients délétères, il a acquis une vigueur nouvelle.

Quant à la façon précise dont s'opère le changement en question, nous l'ignorons. Nous ne savons si le sang emprunte quelque chose à l'air ou si l'air prend quelque chose au sang. Du reste, il nous suffit de reconnaître que le changement a lieu et que ce phénomène intéres[se] la vie.

Nature de l'air.

Je ne puis passer outre sans faire mention d'un autre chan[-]gement qui se produit dans l'air pendant son séjour dan[s] les poumons et son contact avec le sang. Cet air, dans le[s] conditions ordinaires, le rendant propre à la respiration s[e] compose d'environ 18 parties d'azote et 20 parties d'oxy[-]gène. Sans le mélange intime de ces deux gaz, le règne ani[-]mal et le règne végétal périraient infailliblement. D'un autre côté, l'oxigène pur ou même mélangé en trop grande proportion aux autres gaz qui composent l'air, deviendrait bien vite fatal à ceux qui le respireraient.

Outre l'oxygène et l'azote, l'air contient toujours une légère quantité d'acide carbonique. Mais dès qu'il a traversé les poumons, même une seule fois, la quantité d'oxygène qu'il renferme se trouve considérablement amoindrie, une partie étant apparemment absorbée par le sang, tandis que l'acide carbonique augmente. Si nous respirons deux ou trois fois, l'acide carbonique devient de plus en plus abondant pendant que l'oxygène diminue avec une rapidité égale.

Or, si nous respirons deux fois le même air, ou un air trop chargé d'acide carbonique, cet air n'est plus capable de transformer le sang veineux en sang artériel, c'est-à-dire de le faire passer du noir au rouge. Il afflue donc vers le cœur et se distribue au corps dans un état où il est impropre à remplir les vues du Créateur. Et si l'équilibre ne se trouve pas promptement rétabli, si l'on continue à aspirer un air vicié, la santé ne tarde pas à s'en ressentir.

Les cas ne sont pas rares où l'insuffisance de l'air a causé la mort, lorsque beaucoup de personnes renfermées dans le même espace lui enlevaient ses qualités vitales. Un des plus affreux exemples de ce genre a eu lieu il y a peu d'années sur les côtes d'Angleterre, à bord d'un bâtiment d'émigrants qui restèrent dans la cale durant un orage; plus de soixante personnes perdirent la vie en moins de six heures.

La respiration vicie l'air avec une rapidité surprenante. Les personnes adultes, aspirent plus de quatre litres d'air par minute, c'est-à-dire plus de 1440 litres toutes les vingt-quatre heures. L'air qui a été respiré une seule fois peut-être considéré comme nuisible et impropre à la vie animale.

La Ventilation.

L'exactitude des faits qui précèdent ne saurait être mise en doute. Vous voyez donc avec quel soin nous devons veiller à ce que les appartements où nous vivons soient parfaitement aérés. La ventilation est une condition indispensable si l'on veut se bien porter. Nous ne devons pas craindre d'ouvrir souvent portes et fenêtres afin de permettre à l'air de se renouveler. Cette précaution est un peu moins nécessaire dans les pièces où l'on fait du feu, car la cheminée agit comme ventilateur en attirant l'air vers le foyer. Dans les chambres privées de cheminées le feu offre de grands dangers car il prive l'atmosphère de son oxygène et développe rapidement l'acide carbonique et les aut gaz vénéneux mis en liberté par la combustion. Les jou naux constatent fréquemment des cas d'asphyxie caus par un feu de charbon de bois allumé dans une chamb trop bien close. Il est si facile pourtant d'ouvrir une fenêtr et bien que l'on puisse s'exposer ainsi au froid, c'est là u léger inconvénient comparé au péril auquel on s'expose e respirant un air vicié.

Il importe surtout d'établir une ventilation parfaite da les salles où un grand nombre de personnes doivent s réunir ; sans cette précaution, il serait impossible de pass deux ou trois heures dans une église ou dans un théâtre.

Le Jeu des Poumons.

Il ne suffit pas que l'air soit de bonne qualité ; il faut que les poumons puissent l'aspirer librement. Evitez donc de rester longtemps dans une position qui comprime cet organe et de porter des vêtements trop serrés. Les médecins prussiens conseillent aux gens de laisser le cou et la poitrine exposés à l'air. Il paraît constaté que les paysans de certaines contrées qui observent cette règle sont moins sujets que les autres à la phtisie et aux diverses maladies pulmonaires ; mais dans les climats humides, on ne pourrait pas adopter impunément cette habitude.

Je m'étonne qu'il se trouve encore des écrivains pour déclarer qu'un corset exerçant une pression modérée tend à faciliter le jeu des poumons et consolide les muscles de cet organe. C'est pourtant là une assertion que j'ai retrouvée tout récemment dans un petit livre à l'adresse des jeunes personnes. Rien de plus faux que cette doctrine qui vient à l'appui d'une mode déplorable.

Les femmes, dans la plupart des contrées européennes, ont des vues fort erronnées à cet égard et tout en croyant embellir leur taille, elles se donnent beaucoup de peine pour la gâter. Il est bien peu de nos beautés à la mode qui puissent rivaliser, pour la symétrie harmonieuse des formes, avec les Turques, les Géorgiennes ou les habitantes des pays où on a la sagesse de ne pas contrarier la nature.

En somme, nous ne réussirons guère dans nos tentatives pour améliorer l'œuvre du Créateur, si habiles que nous soyons à remédier aux défauts d'un appareil inventé par l'homme. Le divin Architecte a rendu ma maison si parfaite que nous avons grand tort d'essayer d'y changer quelque chose. Sans nos vains efforts qui dérangent le mécanisme du corps humain, il fonctionnerait souvent plus longtemps.

Fig. 47.

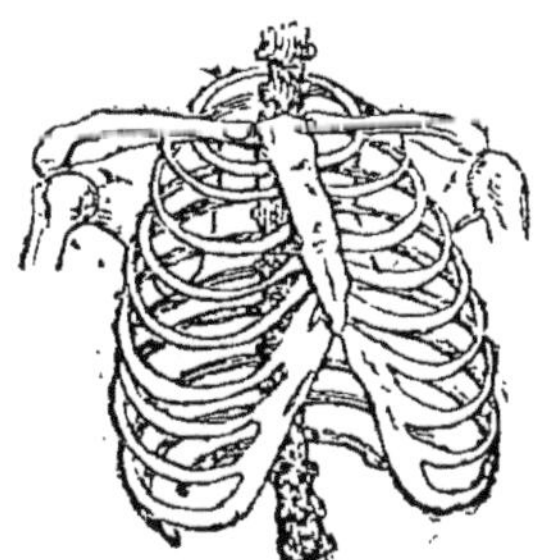

Fig. 48.

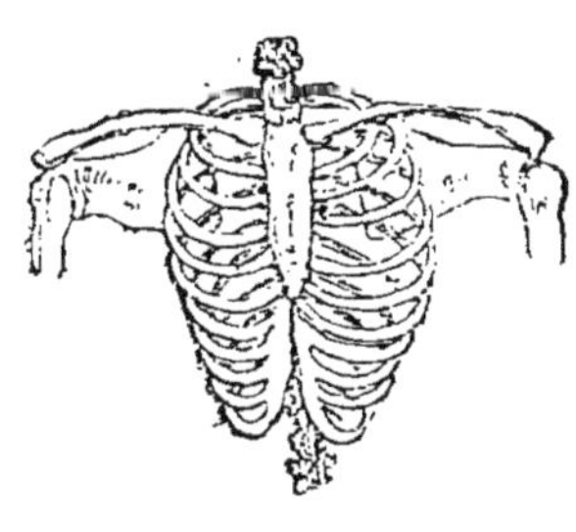

En terminant ce chapitre, je vous montrerai le dessin de deux poitrines humaines, copiées d'après nature. L'une de ces poitrines conserve sa forme primitive, l'autre est dé-formée par l'effet d'un corset trop serré. Vous remarquere que la seconde offre bien moins d'espace au libre jeu de poumons et par conséquent le sang s'y combine moin aisément avec l'oxygène.

J'ajouterai que notre dessin n'exagère nullement le mauvais résultats de l'abus du corset, et que la compression produit parfois un effet encore plus marque.

CHAPITRE XVII

LA TEMPÉRATURE DU CORPS HUMAIN

Il n'existe aucun bâtiment ordinaire qui soit construit de façon à ce que les chambres y conservent une température égale d'un bout de l'année à l'autre. Quant à une manufacture capable de *se chauffer elle-même* et de maintenir une température uniforme au moyen du travail qui s'y accomplit, personne n'a jamais songé à pareille chose. Une usine capable de produire le calorique dont elle a besoin ! Un édifice de ce genre causerait autant de surprise qu'une machine qui résoudrait le problème du mouvement perpétuel.

Et pourtant ma maison, si étrange que cela puisse paraître, a non-seulement le pouvoir de se chauffer elle-même par le procédé de la formation du sang, mais aussi celui de régler la chaleur et de la maintenir au même degré.

La chaleur moyenne du sang humain est d'environ 39 degrés centigrades — c'est-à-dire que si l'on pouvait plonger dans la chair de notre corps la boule du thermomètre qui contient le mercure, la colonne de mercure s'éleverait dans le tube jusqu'à ce qu'elle eut à peu près atteint le point indiqué et s'y arrêterait.

Pourquoi donc la chaleur est-elle la même, ou peut s'en faut, dans toutes les saisons et sous tous les climats ? Si vous prenez une masse de fer ayant la forme d'un homme et qu'après l'avoir chauffée à 39 degrés, vous la transportiez dans la Laponie, par exemple, où il fait si froid, pense vous que le fer conserverait longtemps sa chaleur? No car vous savez sans doute que l'air ramènerait bientôt métal à la température de l'air.

Vous n'ignorez pas non plus que le corps d'un homm mort, exposé sur le même climat, ne tarderait pas à se re froidir. Pourquoi donc l'homme vivant garde-t-il sa cha leur? Pourquoi l'air glacé ne lui emprunte-t-il pas cett chaleur, tout comme s'il s'agissait d'une masse de bois o de fer?

L'expérience nous démontre chaque jour que nous pou vons avoir très-froid aux mains et aux pieds, que notr visage peut être presque gelé, tandis que notre sang e notre chair conservent leur température ordinaire. Pourquoi, durant un hiver rigoureux, lorsque nous ne demeurons pas renfermés dans une salle bien close, le calorique ne s'échappera-t-il pas du corps humain aussi bien que des autres corps? Vous ne vous imaginez guère qu'il existe à l'intérieur un foyer qui entretient la chaleur. Dans ce cas, d'où viendrait le combustible? Les spiritueux brûlent, il est vrai, et peuvent répandre la chaleur; mais ils ne brûlent pas dans le corps humain. Quoique beaucoup de personnes aient la funeste habitude de boire fréquemment des liqueurs fortes, leur sang n'est pas plus chaud que celui des gens sobres. Les savants affirment même que le sang des ivrognes est un peu plus froid que celui des personnes qui ne prennent guère que de l'eau.

Lorsque vous songez que, sous des climats où le thermomètre marque plusieurs degrés pendant une grande partie de l'année, tandis que l'air, la terre, l'eau, les arbres sont glacés, notre sang conserve une température de 39 degrés, n'êtes-vous pas disposés à vous étonner ? Ne vous demandez-vous pas comment un pareil phénomène peut durer, je ne dirai pas pendant de longues années, mais un seul jour ?

En effet nous verrions là presque un miracle, si nous nous donnions la peine d'y réfléchir. Cela doit suffire, du moins pour nous démontrer que la *vie* est une chose merveilleuse ; car non-seulement les hommes, mais tous les animaux *vivants* sont doués de la même puissance. Les oiseaux sont même mieux partagés que nous sous ce rapport. Le sang de quelques espèces d'oiseaux atteint une température de 43 degrés centigrades. S'il n'en était ainsi, ils périraient de froid dès les premières gelées.

Je dois ajouter que les arbres, les plantes et les semences possèdent aussi, jusqu'à un certain point, le pouvoir de résister au froid. Sans la prévoyance du Créateur, le règne végétal périrait durant l'hiver et la verdure des arbres ou des prairies ne viendrait plus réjouir nos yeux au retour du printemps — sans compter que nous nous trouverions privés de fruits et de légumes.

Mais, non-seulement nous avons ce don merveilleux de pouvoir résister au froid, nous sommes aussi capables de résister à une chaleur excessive. Grâce à une longue habitude, certains ouvriers peuvent rester pendant dix ou douze minutes consécutives dans un four ou dans un autre endroit où il règne une chaleur de plus de 120 degrés centigrades sans éprouver d'autre inconvénient qu'une transpiration par trop abondante (1). Mais un morceau de chair

(1) La transpiration modifie toujours plus ou moins la chaleur du corps humain et contribue à nous rafraîchir durant les grandes cha-

inanimée, si on le soumettait à une chaleur aussi forte, n tarderait à être complétement cuit et l'organisation animal serait irréparablement détruite.

Maintenant que je vous ai expliqué qu'en règle générale a température de notre corps ne varie pas beaucoup, i faut que je vous dise quelles sont les légères variations qu'elle subit dans diverses circonstances.

Variations de température.

Les enfants, sauf au moment de leur naissance, n'ont qu'une température d'environ 35 degrés, qui augmente à mesure qu'ils arrivent à la maturité. Après avoir atteint 39 degrés, la température animale reste presque stationnaire. Au printemps et au commencement de l'été, elle s'accroît un peu chez les individus de tout âge pour décliner de nouveau à l'approche de l'hiver. Chez les personnes affaiblies par une longue maladie, la température diminue également. Dans les fièvres et les maladies inflammatoires, elle monte souvent jusqu'à 40 et même jusqu'à 42 degrés.

Mais je ne vous ai pas appris comment cette température régulière de 39 degrés se maintient dans notre système en dépit des chaleurs excessives et des froids rigoureux auxquels il est exposé. En effet, c'est là un mystèr

leurs. Cela tient à l'évaporation de l'humidité qui apparaît à la surface du corps. On pourrait presque congeler un homme durant la canicule en continuant à le mouiller avec de l'éther, tant ce fluide s'évapore avec rapidité.

que personne n'est parvenu à pénétrer jusqu'à ce jour. Ce mystère se rattache au principe que nous appelons la vie et dont la nature nous échappe.

Je vous ai dit que la transpiration contribue à rafraîchir notre corps ; mais elle ne suffit pas pour expliquer pourquoi un ouvrier peut se tenir impunément dans un endroit où il règne une température plus élevée que celle de l'eau bouillante. Cette faculté tient à d'autres causes que notre intelligence bornée ne nous permet pas de découvrir. Quant à la température de 39 degrés que ma maison conserve lorsque la température atmosphérique est beaucoup moins élevée, nous ne savons pas non plus à quel motif attribuer ce phénomène. Dans tous les siècles et dans tous les pays les savants ont hasardé là dessus une foule de théories plus ou moins ingénieuses; mais ils n'ont formulé que de simples hypothèses dont la plupart ne méritent guère d'être discutées. Le procédé de la digestion, la formation du chyle, le changement du chyle en sang et surtout celui que subit le sang dans les poumons passent pour jouer un rôle dans la production de la chaleur. Toutefois, ces efforts réunis du corps ne semblent pas accomplir la moitié de la besogne et il reste encore un large champ ouvert aux recherches des physiologistes. De récents travaux tendent à établir que l'électricité n'est pas étrangère au phénomène en question.

Jusqu'à quel point l'avenir dévoilera-t-il les lois par lesquelles le Créateur gouverne l'univers et maintient l'harmonie entre les diverses parties dont se compose ce petit univers que l'on nomme le corps humain? Nul ne saurait le prévoir. Cependant, la lumière que les progrès de la science moderne ont répandu sur tant de problèmes que nos devanciers croyaient insolubles, nous porterait à espérer que nos connaissances nous mettrons un jour à même de pén étrer d'autres mystères. En attendant, nous ne pouvons que nous montrer reconnaissants envers le Créateur des merveilles sans nombre qu'il a amassées dans notre corps.

TABLE DES CHAPITRES

CHAPITRE Ier

CHAPITRE II

CHAPITRE III

CHAPITRE IV

CHAPITRE V

CHAPITRE VI

CHAPITRE VII

CHAPITRE VIII

CHAPITRE IX

CHAPITRE X

CHAPITRE XI

CHAPITRE XII

CHAPITRE XIII

CHAPITRE XIV

CHAPITRE XV

CHAPITRE XVI

CHAPITRE XVII

ABBEVILLE. — IMP BRIEZ, C. PAILLART ET RETAUX.

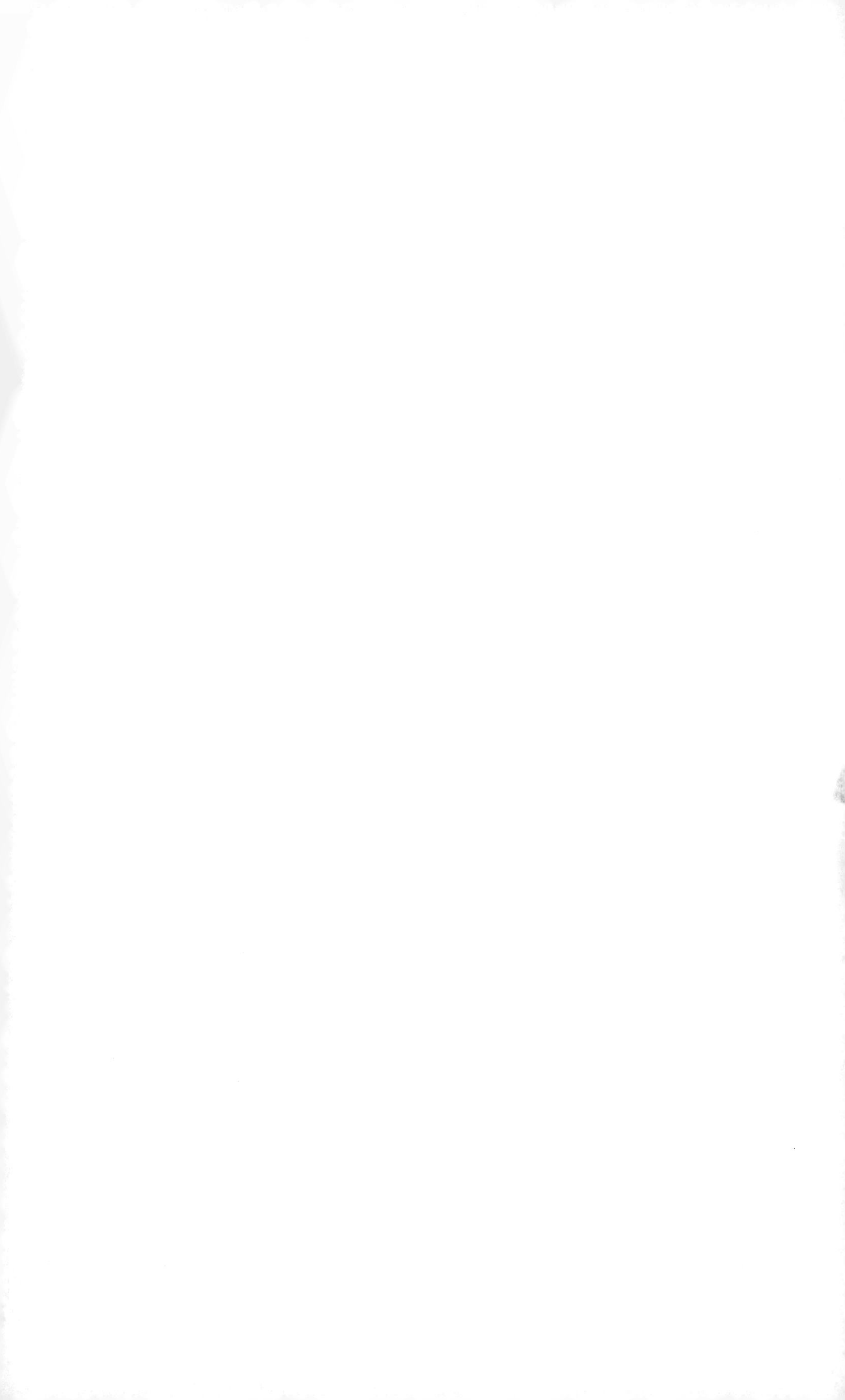

www.ingramcontent.com/pod-product-compliance
Ingram Content Group UK Ltd.
Pitfield, Milton Keynes, MK11 3LW, UK
UKHW020214250726
13967UKWH00003B/1454

9 782011 781727